Fett verbrennen am Bauch – für Männer:

Gezielt Abnehmen am Bauch – Viszerale Fettverbrennung aktivieren, Testosteron steigern und Bauchmuskeln freilegen (Inkl. Praxisprogramm)

Mario Fried

Disclaimer

Alle Rechte vorbehalten

Dieses Werk ist urheberrechtlich geschützt. Die Übersetzung und Vervielfältigung dieses Werkes oder Teile des Werkes sind ohne die ausdrückliche Zustimmung des Autors untersagt. Alle Quellen und Studien, die zur Erstellung dieses Buches herangezogen wurden, wurden vorher ausgiebig überprüft und als für qualitativ hochwertig befunden. Dennoch erfolgt die Umsetzung der darin vorgestellten Methoden auf eigenes Risiko und muss vorher unbedingt mit einem Arzt abgeklärt werden. Der Verlag und der Autor können weder Haftung für Personen-, Sach- oder Vermögensschäden übernehmen, noch für die Richtigkeit und Aktualität der hier drin enthaltenen Informationen garantieren. Beachten Sie, dass der Inhalt dieses Werkes auf der persönlichen Meinung des Autors basiert, zum Unterhaltungszweck dient und nicht mit medizinischer Hilfe gleichgesetzt werden darf. Eine Garantie für das Erreichen der Ziele wird weder vom Autor, noch vom Verlag übernommen. Des Weiteren enthält dieses Buch Links zu anderen Webseiten, auf deren Inhalt wir keinen Einfluss haben und damit keine Gewähr übernehmen können. Bei der

Erstellung dieses Buches konnten keine Rechtsverstöße verlinkter Webseiten entdeckt werden.

Achtung:

Einige der in diesem Buch vorgestellten sportlichen Aktivitäten können eine Starke **Belastung für Ihr Herz** darstellen. Eine entsprechende **kardiologische Untersuchung** bei Ihrem Arzt wird ausdrücklich empfohlen, bevor Sie mit diesen sportlichen Aktivitäten beginnen!

Vorwort

Bierbauch, Rettungsring, Wampe oder Ranzen: Fakt ist, dass es sich beim Bauch um eine der „populärsten" Problemzonen unserer heutigen Gesellschaft handelt. Das vorliegende Werk richtet sich an alle Betroffenen und versteht sich als Ratgeber sowohl für diejenigen, die bereits unter massiven Problemen leiden als auch für alle, die Gegenmaßnahmen setzen möchten, bevor es zu schwerwiegenderen Auswirkungen kommt.

Was dieses Buch leisten möchte, ist eine wissenschaftlich fundierte Auseinandersetzung mit dem Thema in deutscher Sprache. In der Tat erweist es sich derzeit oft als schwierig, innerhalb der deutschsprachigen Fachliteratur an gut recherchierte Informationen zu gelangen und effektive Hilfe zu finden. Dem soll mit diesem Buch entgegengewirkt werden. Des Weiteren liegt ein großer Fokus dieses Werkes da drauf, dass nicht nur lediglich eine Symptombekämpfung erfolgt, ohne die Ursachen zu kennen und zu verstehen.

Was das Bauchfett betrifft, hält sich seit geraumer Zeit ein Mythos: Es sei nicht möglich, Fett gezielt, also in der gewünschten Problemzone, zu verbrennen. Stimmt das? Grundsätzlich ist diese Auffassung nicht ganz verkehrt, doch die gute Nachricht ist, dass das Bauchfettgewebe hierbei eine Ausnahme bildet. Das liegt daran, dass sich das innere Bauchfett (d. h. das Bauchfett, das sich unterhalb der Muskulatur ansammelt) stark vom restlichen Fettgewebe unseres Körpers unterscheidet. Seine Entstehung unterliegt ganz anderen Regeln und Prinzipien, als dies in anderen Körperzonen der Fall ist.

Die Auswirkungen sind in vielerlei Hinsicht problematisch: Das Bauchfett ist neben den bekannteren negativen Folgen auch für einen Überschuss an Östrogenen (weibliche Sexualhormone) im Körper des Mannes verantwortlich, während gleichzeitig der Anteil an Testosteron (männliches Sexualhormon) sinkt.

Zu unterscheiden ist zwischen innerem und äußerem Bauchfett. Beide werden in diesem Buch ausführlich behandelt, um auf die jeweils optimalen Maßnahmen aufmerksam zu machen. Teilweise beeinflussen sie einander auch wechselweise. Zudem erzielt man optisch die besten Ergebnisse, wenn eine Reduktion des inneren und auch des äußeren Bauchfetts stattfindet.

Mit klassischen und bekannten Maßnahmen wie Joggen oder Diäten ist das Problem schwer zu bekämpfen und erweist sich als äußerst hartnäckig. Wenn man jedoch weiß, wie, ist es einfach, sein Bauchfett endlich loszuwerden.

Begriffserklärungen zum Thema Hormone, Fettverbrennung und Stoffwechsel

Die hier in Kürze dargestellten Begriffserklärungen dienen Ihnen zum besseren Verständnis der nachfolgenden Kapitel. Hierbei geht es lediglich darum, dass Sie die Grundprinzipien der Fettverbrennung am Bauch so leicht wie möglich verstehen.

<u>Subkutanes Fettgewebe:</u>

- Fettgewebe, das direkt unter der Haut sitzt
- In unserem Kontext handelt es sich hierbei um das „äußere Bauchfett".

<u>Viszerales Fettgewebe:</u>

- Fettgewebe, welches sich im Inneren des Bauches befindet – auch genannt „inneres Bauchfett"

Testosteron

- Männliches Sexualhormon

- Der biologisch verfügbare Anteil des Gesamttestosterons wird als „Freies Testosteron" bezeichnet.

- Steigert unter anderem die Muskelmasse, das Selbstvertrauen und die Libido.

- Ein niedriger Testosteronspiegel ist einer der häufigsten Ursachen für Bauchfett bei Männern.

Östrogene / Estrogene

- Weibliche Sexualhormone
- Zu einem geringen Anteil auch im männlichen Körper vorzufinden.
- Steigert unter anderem die Fettgewebebildung und Wassereinlagerung.

Cortisol:

- Hormon, das vermehrt in Stresssituationen ausgeschüttet wird

- Gegenspieler vom Testosteron

- Unterdrückt das körpereigene Immunsystem und stellt Energie bereit, indem es unter anderem die Muskulatur angreift und den Appetit steigert.

- Cortisol steht insbesondere mit der Entstehung von Bauchfett in Verbindung – dazu später mehr.

Aromatase

- Enzym, das Testosteron in Östrogene umwandelt

- Je mehr Fettgewebe ein Mann besitzt, desto mehr Aromatase produziert dieser.

SHGB

- Protein, das sich an das „freie Testosteron" bindet und dessen biologische Verfügbarkeit unterbindet (und damit unwirksam macht)

<u>Adrenalin:</u>

- Stresshormon, welches den Puls und den Blutdruck erhöht, die Bronchen erweitert und schlagartig Energie bereitstellt, indem es die Fettzellen angreift.

- Aus Sicht der Evolution wird das Adrenalin in Gefahren- und Kampfsituationen ausgeschüttet, um uns so schnell wie möglich mit viel Energie zu versorgen.

- Insbesondere ist das viszerale Bauchfett sehr empfindlich gegen Adrenalin (und Noradrenalin).

Noradrenalin:

- Ruft weitestgehend dieselben Wirkungen hervor wie das Adrenalin.
- Die Wirkungsunterschiede zwischen dem Noradrenalin und dem Adrenalin sind in unserem Kontext so geringfügig, dass diese hier vernachlässigt werden können.
- Zusammenfassend stellt auch das Noradrenalin binnen weniger Sekunden Energie bereit, indem es den Fettabbau einleitet und uns damit auf den Kampf oder auf die Flucht vorbereitet.

PYY / Peptid-YY:

- Hormon, das den Appetit und das Hungergefühl unterdrückt

Leptin:

- Hormon, welches das Sättigungsgefühl hervorruft

<u>Ghrelin:</u>

- Hormon, das den Appetit anregt

Fett verbrennen am Bauch: Inneres Bauchfett vs. Äußeres Bauchfett

Wie bereits im Vorwort erwähnt, unterscheidet man grundsätzlich zwischen dem inneren und äußeren Bauchfett. Das äußere Bauchfett wird auch das Unterhautbauchfett genannt. Dieses Fett liegt direkt unter der Haut und ist sowohl mit Sport, als auch mit der richtigen Ernährung relativ leicht zu bekämpfen.

Das innere Bauchfett, das auch Viszeralfett genannt wird, ist das Fett, welches sich im Inneren des Körpers bildet und als Folge die inneren Organe umhüllt. Dieses ist in vielerlei Hinsicht gefährlich, da es die Ausschüttung verschiedener gesundheitsschädlicher Hormone bewirkt. Das innere Bauchfett drückt das Äußere über Ihre Taille hinaus und sorgt dadurch erst für den klassischen „Bierbauch-Look". Beim Bekämpfen dieses Fettes sind die herkömmlichen Methoden des Abnehmens in der Regel ohne Erfolg.

Das innere Bauchfett entsteht vor allem durch einen Überschuss des Stresshormons Cortisol. Das gezielte

Bekämpfen ist somit am einfachsten durch ein Senken des Cortisolspiegels möglich.

Ein zusätzlicher Faktor, der bei Männern eine immens wichtige Rolle spielt, ist der Testosteronspiegel. Hierbei handelt es sich um ein Sexualhormon mit verschiedensten Aufgaben, auf die später noch detailliert eingegangen wird.

Prinzipiell ist das Testosteron der bedeutendste Gegenspieler des Cortisols. Sinkt der Testosteronspiegel, wird vermehrt Cortisol ausgeschüttet. Zu beobachten ist hierbei, dass Männer mit einem niedrigen Spiegel äußerst häufig an einem „Bierbauch" leiden. Umgekehrt haben die meisten Männer mit einem auffällig hohen Bauchfettanteil einen niedrigen Testosteronspiegel.

Im Folgenden soll es hauptsächlich darum gehen, wie das viszerale, innere Bauchfett am effizientesten bekämpft werden kann. Weiterhin möchten wir uns auf das Unterhautfettgewebe im Bauchbereich fokussieren, welches sich zwar nicht genauso gezielt bekämpfen und verbrennen lässt, wie das viszerale Fett, aber dennoch für ein optimales optisches Gesamtergebnis von großer Relevanz ist.

Inneres Bauchfett

Was das innere Bauchfett so hartnäckig und gleichzeitig gefährlich macht

Das Fett im Bauchbereich sollte man nicht einfach so hinnehmen, denn es birgt Gefahren. Das Unterhautfett befindet sich, wie der Name vermuten lässt, direkt unter der Haut und ist für die Gesundheit deutlich weniger gefährlich, als das innere Fett, welches sich um die Organe legt, auch wenn es wenig ansehnlich und auch nicht gesundheitsförderlich ist.

Das innere Bauchfett hingegen ist einer der Hauptrisikofaktoren dafür, an einer Diabetes Typ 2 zu erkranken. Weiterhin ist das Bauchfett für die Produktion unterschiedlicher Hormone, welche in den Blutkreislauf abgegeben werden, verantwortlich. Diese Hormone sind unter anderem auch verantwortlich für Herzkrankheiten, sowie die Erkrankung an Diabetes Typ 2 und Krebs, allerdings kann das Bauchfett auch das Risiko an Fettleibigkeit, Alzheimer oder Asthma zu erkranken steigern.

Da das innere Bauchfett noch mehr Cortisol produziert, welches überhaupt erst für die Entstehung dieser Anlagen verantwortlich ist, befinden sich Betroffene in einer Art Teufelskreis. Vor allem, weil es unglaublich hartnäckig ist: Auch jemand, der abnimmt, kann zeitgleich mehr inneres Bauchfett aufbauen, da Fette aufgrund der erhöhten Cortisol-Ausschüttung aus anderen Bereichen des Körpers gesammelt und zum Bauch befördert werden.

Cortisol und viszerales Fett – Wenn alles Fett in den Bauch wandert

Die Frage, die zu Beginn auf der Hand liegt, ist wohl die, was genau die Entstehung von innerem Bauchfett verursacht. Verantwortlich für die entstehenden Anlagen ist das Hormon Cortisol. Bei Cortisol handelt es sich um ein Stresshormon. Der Auslöser für die Ausschüttung dieses Hormons sind in der Regel Stresssituationen, aber auch andere Faktoren, wie beispielsweise die Ernährungsweise und Schlafmangel spielen eine Rolle. Cortisol wirkt allerdings nicht nur einseitig. Wie die meisten Bestandteile unseres Körpers erfüllt es mehrere Funktionen, die Ihnen hier nähergebracht werden sollen:

Wirkung 1: Cortisol reguliert unser Immunsystem herunter.

Beispielsweise wird das Cortisol beziehungsweise Cortison, das vom Körper anschließend in Cortisol umgewandelt wird, in der Medizin dazu verwendet, körpereigene Überreaktionen des Immunsystems zu besänftigen. Besonders bei Allergien, bei denen es sich bekannterweise um eine Überreaktion des eigenen Körpers gegen einen bestimmten Stoff handelt, kommt künstliches Cortison häufig zum Einsatz (dieses Cortison wird im Körper zu Cortisol umgewandelt). Weiterhin können Transplantationen, bei denen der Körper das „unbekannte Material" ausscheiden möchte und sich deshalb gegen den Fremdkörper wehrt, eine Behandlung mit Cortison notwendig machen. Die offensichtlichste Nebenwirkung bei solchen Patienten, die über einen längeren Zeitraum mit cortisonhaltigen Medikamenten behandelt werden, ist die Zunahme an Körperfett, ins besondere in der Bauchregion.

Wirkung 2: Cortisol steigert den Blutzuckerspiegel.

Die Steigerung des Blutzuckerspiegels ist besonders in Stresssituationen für den Körper unabdingbar. Der Körper braucht in diesen Momenten mehr Energie, da Stresssituationen wahre Energiefresser sind. Das Cortisol sorgt somit dafür, dass der Körper weiterhin effektiv arbeiten kann.

Wirkung 3: Cortisol zersetzt die Muskulatur.

Die Freisetzung von Cortisol führt dazu, dass Teile der Muskulatur zersetzt werden. Dies geschieht, damit der Körper selbst schnell verwertbare Kohlenhydrate herstellen kann. Auch bei dieser Wirkung des Hormones geht es darum, den Körper möglichst schnell mit ausreichend Energie zu versorgen.

Wirkung 4: Cortisol regt den Appetit an.

Da der Körper in Stresssituationen Energie benötigt, kommt es als Folge der Freisetzung des Hormones bei vielen Menschen zu Heißhungerattacken auf zucker- und fettreiche Lebensmittel. Damit möglichst viel Energie zugeführt wird, hemmt das Hormon weiterhin das Sättigungsgefühl des Körpers.

Wirkung 5: Fett wird in das Bauchinnere transportiert

An dieser Stelle wird es wirklich interessant. Cortisol hilft dem Körper, Fett von einer anderen Stelle des Körpers in das Bauchinnere zu transportieren. Das führt dazu, dass sich die Proportionen neu ordnen. Im Extremfall führt dies dazu, dass Arme und Beine sogar dünner werden können, während der Bauch immer dicker wird. Dieser Prozess wird auch als Stammfettsucht bezeichnet.

Wirkung 6: Das Bauchfett produziert Enzyme.

Das sich bildende Bauchfettgewebe produziert die vierfache Menge an solchen Enzymen, die das „inaktive" Cortison in das „aktive" Cortisol umwandeln. Die Folge ist eine Art Teufelskreis, aus dem man nicht leicht wieder ausbrechen kann, da sich durch die vermehrte Ausschüttung des Cortisols im Umkehrschluss auch wieder mehr viszerales Bauchfett bildet.

Aufgrund der beschriebenen Wirkungsweise des Hormones Cortisol steht wohl außer Frage, dass es in direkter Verbindung mit der Entstehung des inneren Bauchfettes steht. Zunächst hört sich die gesamte Problematik bezüglich dieses Hormones wohl fast unvermeidlich an. Tatsächlich ist es möglich effektiv gegen das viszerale Bauchfett vorzugehen, eben weil es in erster Linie aufgrund der Ausschüttung dieses Hormones entsteht. An dieser Stelle können Sie gezielt das Bauchfett abbauen, allerdings ist es dafür zwangsläufig notwendig, den Cortisolspiegel zu regulieren beziehungsweise zu senken.

Grundsätzlich ist Cortisol nichts Schlimmes und auch nicht schädlich - es ist bis zu einem gewissen Grad überlebenswichtig. Bei sehr vielen Männern liegen die Cortisolwerte jedoch deutlich über dem Normalmaß. Aufgrund der Veränderungen der äußeren Lebensumstände sind heutzutage leider auch immer mehr junge Männer von diesem Phänomen betroffen. Sie stehen in der Schule, in der Uni oder auf der Arbeit immer mehr unter Druck – und das über viele Jahre hinweg. Der hierdurch entstehende Stress führt zu der Überproduktion des Cortisols, was wiederum vermehrt zur Entstehung von Bauchfett führt.

Hinzu kommt, dass bei Männern der Testosteronspiegel ab dem 30. Lebensjahr jährlich um etwa 1-2% sinkt. Da das Testosteron der natürliche Gegenspieler zum Cortisol ist, verursacht dieser Umstand einen zusätzlichen Anstieg des Cortisolspiegels. Des Weiteren kommt es zu einer vermehrten Östrogenproduktion – einem Hormon, dessen Anstieg gerade bei Männern zu einer erhöhten Fettgewebebildung beitragen kann.

Testosteron und Viszeralfett – Der Mann im Teufelskreis seiner Hormone

Die Hauptaufgaben des Testosterons bestehen zum einen in der Ausbildung der männlichen Geschlechtsmerkmale, sowie in der Gewährleistung der Reproduktion (Fortpflanzung). Bei Männern wird das Testosteron zu 95% in den Hoden gebildet und zu weiteren 5% in der Nebennierenrinde. Testosteron erhöht unter anderem die Muskelmasse, die Knochendichte, das Selbstbewusstsein und die Risikobereitschaft bei Männern. Zudem steigert es insbesondere die Fettverbrennung - speziell am Bauch.

Typische Symptome eines Testosteronmangels sind:

- Erhöhter Fettansatz

- Aufbau von viszeralem Fett

- Muskelabbau

- Verlust der Libido

- Depressionen

- Antriebslosigkeit und Müdigkeit

- Konzentrationsschwäche

- Gemindertes Selbstbewusstsein

Einer US-amerikanischen Studie mit 1532 männlichen Teilnehmern zufolge, ist der Testosteronspiegel zwischen 1987 bis 2004 um ganze 17% gesunken. Diese Zahlen zeigen deutlich, wie weit dieses Problem in unserer heutigen Zeit vertreten ist.

Wie Sie bereits erfahren haben, besteht einerseits die Korrelation zwischen den Hormonen Testosteron und Cortisol, die jeweils miteinander konkurrieren. Zum anderen geht ein niedriger Testosteronspiegel in aller Regel mit der vermehrten Bildung von Bauchfett einher.

Verantwortlich für ein weiteres Problem ist das Enzym Aromatase, welches im Fettgewebe gebildet wird und sich mit wachsendem Körperfettanteil vermehrt. Problematisch ist dies deshalb, weil Aromatase das Testosteron in Östrogene (weibliche Sexualhormone) umwandelt, welche die Eigenschaft besitzen, das Fettgewebe noch weiter ansteigen zu lassen.

In mehreren Studien wurde nachgewiesen, dass bereits ein kleiner Anstieg des Testosteronspiegels den viszeralen Fettabbau äußerst positiv beeinflusst. Der zweite Schlüssel zur gezielten Fettverbrennung am Bauch besteht bei Männern also darin, den Testosteronspiegel zu steigern.

Bezüglich des Testosteronspiegels gibt es grundsätzlich 3 Stellschrauben, auf die wir in den folgenden Kapiteln näher eingehen werden:

- Richtige Ernährung

- Richtige Sportart

- Senkung des Cortisolspiegels

Die 10 effektivsten Methoden um das innere Bauchfett zu verbrennen

Wie Sie soeben gelernt haben, ist das Cortisol eine der Hauptursachen für die überschüssige viszerale Fettproduktion. Die logische Schlussfolgerung ist also, dass es notwendig ist, den Cortisolspiegel zu senken. Im Nachfolgenden erfahren Sie die zehn wichtigsten Faktoren, die Ihnen dabei helfen werden, das viszerale Bauchfett effektiv zu bekämpfen.

1. <u>Die richtige Sportart: Adrenalin gegen viszerales Bauchfett</u>

Wenn es darum geht, eine Sportart zu finden, die beim Abnehmen hilft, kommen den meisten Menschen als erstes Ausdauersportarten wie beispielsweise das Joggen oder Fahrradfahren in den Sinn. Diese Ausdauersportarten haben vor allem einen positiven Effekt auf das Herz-Kreislauf-System. Allerdings ist auch bei diesen Sportarten, die zunächst als sicherer und effizienter Weg für eine Gewichtsreduktion erscheinen, Vorsicht geboten, denn, wenn Sie es übertreiben, kann es schnell geschehen, dass Ihr Cortisolspiegel zunehmend ansteigt und ihr Testosteronspiegel merkbar sinkt.

Die effektivsten Sportarten zur gezielten Bekämpfung von Bauchfett sind solche, bei denen der Körper in hoher Konzentration Adrenalin und Nordadrenalin ausschüttet. Diese Hormone greifen insbesondere das viszerale Bauchfett auf aggressive Art und Weise an und bringen dieses innerhalb von wenigen Tagen zum Schmelzen.

Zusätzlich sollte eine Sportart betrieben werden, die Ihren Testosteronspiegel erhöht. Hierzu zählt insbesondere das Krafttraining mit schweren Gewichten.

Wie genau die perfekte Kombination dieser Trainingsarten aussieht und gestaltet wird, erfahren Sie in dem entsprechenden Kapitel.

2. <u>Der Schlaf</u>

Dass der Schlaf einen besonderen Einfluss auf unsere Gesundheit hat, ist inzwischen wohl fast allen bekannt. Insbesondere Schlaflosigkeit kann das Risiko an einer Fettleibigkeit zu erkranken, signifikant steigern. Fakt ist, dass ein dauerhafter Schlafentzug den Blutzuckerspiegel erhöhen und somit zur Entwicklung einer Diabetes Typ 2 führen kann. Weiterhin wird die Produktion des Hungerhormones „Ghrelin" unterstützt und die des Sättigungshormones „Leptin" gesenkt. Zusätzlich wird auch der Stoffwechsel verlangsamt. Insgesamt wird weniger Energie verbraucht, weshalb die nicht benötigten aufgenommenen Kalorien, vor allem die schnellen Kohlenhydrate, als Fette gespeichert werden.

Der wichtigste Punkt ist jedoch, dass die Schlaflosigkeit die Cortisolausschüttung extrem steigert und deshalb ein Hauptfaktor bei der Entstehung von Bauchfett ist. Gleichzeitig kann bei Männern der Testosteronspiegel binnen weniger Tage um bis zu 50% sinken, wenn es zu einem Schlafmangel kommt. Somit handelt es sich beim

Schlaf um eine der wichtigsten Stellschrauben, wenn es um Fett und besonders um Bauchfett geht.

Um einen optimalen Schlaf zu ermöglichen, sollten Sie auf eine kühle Raumtemperatur achten, eventuell kann Ihnen auch eine Schlafmaske helfen. Verlängern Sie, wenn notwendig, Ihre Schlafdauer, denn pro Nacht sollten Sie sieben bis acht Stunden Schlaf bekommen. Weiterhin ist es sinnvoll, kurz vor dem Zubettgehen keine schweren Mahlzeiten zu sich zu nehmen. Bei Schlafproblemen kann außerdem die Einnahme von Melatonin helfen.

3. <u>Zink, Magnesium und Bor</u>

Neben den Makronährstoffen, auf die wir in dem nachfolgenden Kapitel detailliert eingehen werden, spielt auch die Mikronährstoffversorgung eine entscheidende Rolle in der Testosteronproduktion und kann diese einerseits erheblich steigern und andererseits äußerst ungünstig beeinflussen. Um es an dieser Stelle nicht zu kompliziert zu machen, werden hier die wichtigsten drei Mikronährstoffe erläutert, die über die Nahrung aufgenommen werden können.

Zink:

Zink ist ein essentielles Spurenelement, welches unser Körper nicht eigenständig produzieren kann. Deshalb muss es über die Nahrung aufgenommen werden.

1. Ist zu wenig Zink im Körper vorhanden, kommt es zu massiven Einbußen bei der körpereigenen Testosteronproduktion. Wenn jedoch kein Mangel an Zink besteht, erzielt das überschüssige Zink keinen weiteren Vorteil in Bezug auf den Testosteronspiegel.

2. Ein weiterer Effekt von Zink ist, dass es die SHBG-Konzentration in unserem Organismus verringern kann. Dies bewirkt einen Anstieg des freien Testosterons - also

den Anteil unseres Gesamt-Testosterons, der aktiv in unserem Körper wirken kann.

Gerade wenn Sie Kraftsport betreiben, sollten Sie täglich etwa 20mg Zink aufnehmen. Natürliche Nahrungsmittel mit einem besonders hohen Zinkgehalt sind Kürbiskerne (ca. 7mg/100g) und Haferflocken (ca. 4mg/100g). Da es schwierig sein kann, diese Tagesdosis auf natürlichem Wege zu erreichen, kann Zink in diesem Fall zusätzlich supplementiert werden.

Magnesium:

Auch das Magnesium steht in direkter Verbindung mit unserer Testosteronproduktion und sollte für Männer etwa 400mg täglich betragen.

Geeignete Quellen mit hohem Magnesiumgehalt sind:

- Hafer (ca. 180mg/100g),

- Vollkornprodukte (100-180mg/100g),

- Bananen (ca. 90mg /100g),

- Naturreis (ca. 140mg/100g) und

- Sonnenblumenkerne (ca. 320mg/100g)

Ähnlich wie das Zink besitzt auch das Magnesium die Eigenschaft, sowohl den Testosteronspiegel erheblich zu steigern, als auch den Anteil des freien Testosterons zu erhöhen, indem es den SHBG-Anteil in unserem Körper senkt.

Da Magnesium insbesondere in kohlenhydratreichen Produkten enthalten ist, kann sich auch hier eine Supplementierung anbieten, falls eine bestimme Kaloriengrenze beispielsweise nicht überschritten werden soll.

Bor:

Nach neuester Studienlage steht fest, dass Bor einen extremen Einfluss auf die Testosteronproduktion hat. Auch das Bor senkt die SHBG-Werte und setzt somit globulingebundenes Testosteron für die biologische Verfügbarkeit frei. Die empfohlene Tagesdosis bei Bor beträgt etwa 5-10mg. Ein Pfirsich wiegt durchschnittlich etwa 100g pro Stück und eignet sich somit optimal zur Abdeckung des täglichen Bor-Bedarfs.

4. <u>Eiweißreiche Ernährung</u>

Es häufen sich immer mehr Studien, die belegen, dass Proteine einen direkten Einfluss auf das viszerale Fett haben und dessen Anlage merklich verringern können. Umgekehrt zeigt sich, dass eine zu kohlenhydratreiche Ernährungsweise, bei der die Eiweißzufuhr sehr gering gehalten wird, schneller zum Aufbau von viszeralem Fett führen kann. Wichtig ist jedoch, dass Sie die Proteinzufuhr nicht übertreiben. Etwa 1,5-2g pro Kilo Körpergewicht sind zu empfehlen, wenn Sie Sport treiben. Ein übermäßiger Eiweißkonsum wiederum kann den Testosteronspiegel senken.

5. <u>Meditation</u>

Obwohl innerhalb der letzten Jahre in einer Vielzahl von Studien bewiesen wurden, dass Meditation den Cortisolspiegel erheblich senkt, wird diese Methode bis heute noch von der breiten Masse kaum beachtet. Tatsächlich wirkt sie wie eine Wunderwaffe gegen das innere Bauchfett. Vielleicht fragen Sie sich jetzt, was genau Meditation bringen soll. Meditation trainiert grundsätzlich das Gehirn, sich auf das „hier und jetzt" zu fokussieren. Die meisten Menschen befinden sich selten mit ihren Gedanken in der Gegenwart. Sie denken häufig an die Vergangenheit, was mit negativen Gefühlen, wie Reue, Trauer oder Wut einhergeht. Ist dies nicht der Fall, malen sie sich aus, wie die Zukunft aussehen könnte. Auch diese Gedanken sind meist unrealistische und unwahrscheinliche Szenarien, die für sie oftmals besorgniserregend sind. All das führt dazu, dass sich der Cortisolspiegel durch den hierdurch entstehenden Stress erhöht.

Beispiel:

Markus muss in einer Woche eine mündliche Prüfung bestehen, um endgültig ihr Studium abzuschließen. Während er an seinem Schreibtisch sitzt und hierfür lernt, stellt er sich unterbewusst den ganzen Tag schon vor, wie es sich anfühlen wird, wenn der besagte Moment gekommen ist. Dieser Gedanke in seinem Hinterkopf ist nicht nur „wenig förderlich" für sein Vorhaben, sondern behindert ihn sogar an seinem eigentlichen Ziel. Markus verliert den klaren Fokus, den er für die momentane Arbeit gut gebrauchen könnte. Aufgrund dieser negativen Gefühle steigt außerdem sein Cortisolspiegel rapide an, wodurch das Lernen für ihn extrem erschwert wird.

Durch das bewusste Meditieren ist es dem Menschen möglich, die negativen Gedanken von der Realität zu trennen, da diese nur noch beobachtet werden. Somit lernen wir wieder, uns auf die Realität zu konzentrieren, ohne ständig in unsere kleine Gedankenwelt abzuschweifen, die wir in vielen Fällen als

sehr unangenehm wahrnehmen können.
Dadurch sinkt mit dem Stress automatisch
auch der Cortisolspiegel. Infolgedessen wird
das Einlagern des Fettes im Bauch, was
durch einen hohen Cortisolgehalt im Körper
hervorgerufen wird, deutlich verlangsamt.

6. <u>Ashwagandha</u>

Innerhalb der letzten paar Jahre konnte in mehreren qualitativ hochwertigen Studien (Studien an echten Menschen und unter Einsatz von Vergleichsgruppen, die ein Placebo bekamen) nachgewiesen werden, dass Ashwagandha den Testosteronspiegel innerhalb weniger Wochen erhöht und den Cortisolspiegel deutlich senkt. Ebenso wurde festgestellt, dass Ashwagandha sowohl den Muskelaufbau, als auch die Kraftsteigerung sehr stark beschleunigt. Der Grund hierfür ist zum jetzigen Zeitpunkt unbekannt. Das wirklich Besondere an dieser Pflanze ist jedoch, dass es nicht nur die Testosteronproduktion bei Männern mit einem bereits niedrigen Testosteronspiegel steigert, sondern auch bei denjenigen, deren Testosteronspiegel sich bereits auf einem gesunden Niveau befindet. Wie groß *genau* diese Effekte *bei welcher Dosis* sind, ist zum jetzigen Zeitpunkt noch schwer zu beurteilen. Basierend auf den bisher existierenden Studien können wir davon ausgehen, dass die Supplementierung mit 5mg Ashwagandha-Pulver täglich, den Testosteronspiegel innerhalb von 8 Wochen um ca. 15-40% steigert. Die Kraftsteigerung während dieser Zeit ist etwa 50-60%

größer, als die Kraftsteigerung bei einer Person, die während dieser Zeitspanne kein Ashwagandha supplementiert. Angemerkt werden muss hierbei dennoch, dass bei einer Supplementierung mit Ashwagandha noch immer Forschungsbedarf besteht. Auch wenn uns bisher keine größeren Nebenwirkungen in Verbindung mit dieser Pflanze bekannt sind, erfolgt die Verwendung von Ashwagandha-Supplementen also bis dahin noch immer auf eigenes Risiko und sollte keinesfalls übertrieben werden.

7. <u>Körperhaltung</u>

Auch die Körperhaltung kann eine enorme Änderung herbeiführen. Eine aufrechte Körperhaltung sorgt dabei nicht nur optisch für einen flacheren Bauch, sie hat weiterhin die Kraft den Cortisolspiegel in nur wenigen Minuten signifikant zu verringern. Gleichzeitig sorgt eine gute Körperhaltung dafür, dass ihr Testosteronspiegel bereits nach etwa 10 Minuten ansteigt. Wenn Sie eine „schüchterne" Körperhaltung hingegen einnehmen, steigt Ihr Cortisolspiegel rapide an, während Ihr Testosteronspiegel deutlich sinkt. Wer somit mit einer schlechten Körperhaltung lebt, produziert im Umkehrschluss auch dauerhaft mehr Cortisol und weniger Testosteron, was langfristig betrachtet zur Entstehung von viszeralem Bauchfett führen wird. Besonders Übungen, wie das Kreuzheben, welche hilft, den unteren Rücken zu stabilisieren, aber auch Facepulls, welche die Brustpartie öffnen und die Schultern nach hinten ziehen, sind zu empfehlen.

8. <u>Musik</u>

Eine Studie *von Frontiers in Psychology (April 2011)* mit 40 Teilnehmern untersuchte die Cortisol Werte während einer Spinalanästhesie. Der Versuch war so aufgebaut, dass die eine Gruppe vor und während der Durchführung der Anästhesie entspannte Musik hörte, während die Vergleichsgruppe ohne diese Musik ausblieb. Wie zu erwarten, stieg der Cortisolspiegel bei beiden Gruppen aufgrund der fortwährenden Stresssituation an. Die gemessenen Werte bei der Gruppe, die keine Musik hörte, waren um 30% höher, als bei der Testgruppe „Musik".

Das Ergebnis scheint wenig überraschend. Schließlich hören wir Musik, um uns zu entspannen. Deshalb ist es empfehlenswert die Musik zu genießen, die Sie mögen und für sich als entspannend befinden.

9. <u>Kaugummis</u>

Hierbei handelt es sich um einen kleinen Trick mit einer großen Wirkung. Fakt ist: Kaugummi kauen baut Stress ab. Durch das Kauen von Kaugummi verbessert sich nicht nur für einen selbst die subjektiv wahrgenommene „Laune", weiterhin werden Angst und Angespanntheit deutlich reduziert. Durch das Kauen von Kaugummis wird der Cortisolspiegel tatsächlich effektiv gesenkt – und das binnen weniger Minuten.

Äußeres Bauchfett

Wie bereits erwähnt, befindet sich das subkutane Fettgewebe über der viszeralen Fettschicht und der Bauchmuskulatur. Je größer das viszerale Fettgewebe hier drunter ist, desto offensichtlicher wird das subkutane Bauchfett sichtbar. Der Schlüssel, der es Ihnen ermöglicht, effektiv das subkutane Bauchfett zu verbrennen, liegt vereinfacht ausgedrückt darin, dass mehr Energie verbrannt werden muss, als aufgenommen wird. Zusätzlich macht es Sinn, sich an Methoden zu bedienen, die dafür sorgen, dass der körpereigenen Stoffwechsel beschleunigt und hierdruch mehr Energie verbrannt wird. Wie das ganze abläuft, erfahren Sie im Nachfolgenden Schritt für Schritt.

Ernährung Allgemein – die sieben wichtigsten Faustregeln

<u>Diäten Allgemein</u>

Es gibt unzählige Diäten und Theorien, jedoch haben sie grundsätzlich eine Sache gemein: Sie machen Ihnen das

Leben schwer. Die meisten Programme können langfristig nicht umgesetzt werden, was zur Folge hat, dass Sie sich schlecht fühlen, da Sie Ihre Diät nicht einhalten können. Zusätzlich führt das wiederum dazu, dass der Cortisolspiegel steigt und Ihr Körper damit beginnt, das gefährliche innere Bauchfett zu produzieren. Natürlich spricht grundsätzlich nichts dagegen, eine Diät auszuprobieren. Dennoch ist es wichtig, dass Sie sich hierbei nicht unter Druck setzen. Sie sollten entweder spielerisch an das Thema herangehen oder direkt darauf verzichten. Ihr eigentliches Ziel sollte sein, dass Sie Ihre Ernährung langfristig umstellen, sodass Diäten gänzlich überflüssig werden.

Energiebilanz

Unser Körper benötigt Energie, um die lebenswichtigen Körperfunktionen, wie die Körpertemperatur, das Atmen, das Denken und den Herzschlag aufrecht zu erhalten. Weiterhin benötigt er Energie für getätigte Anstrengungen wie beispielsweise Laufen, Sprinten, Arbeiten oder sportliche Aktivitäten. Allerdings ist jeder Körper unterschiedlich „effizient", sodass manche Personen mehr, andere eher weniger Energie verbrennen. Weiterhin sollte beachtet werden, dass der Körper im Alter weniger Energie benötigt, weil er „sparsamer" wird. Die benötigte Energie liefert Ihnen das Essen.

Grundsätzlich nehmen Sie auf lange Sicht zu, wenn Sie mehr Energie zu sich nehmen, als Ihr Körper benötigt, denn nicht benötigte Energie wird vom Körper als Fett gespeichert. Diese Fettspeicher dienen sozusagen als „Depots für schlechte Zeiten". Wenn Sie weniger Energie aufnehmen, als Ihr Körper benötigt, verlieren Sie an Gewicht. Ihr Körper bedient sich in diesem Fall an Ihren Reserven (in erster Linie an Fett) und gewinnt aus diesen die benötigte Energie.

Schritt 1: Ermitteln Sie Ihren Kalorienbedarf.

Der Einfachheit halber können Sie hierzu einen kostenlosen Kalorienbedarfsrechner aus dem Internet nutzen, solange dieser Ihre tägliche körperliche Betätigung mit einbezieht.

Achten Sie ansonsten darauf, weniger Kalorien aus der Nahrung aufzunehmen, als Sie tatsächlich benötigen. Dabei können insbesondere die vielen unterschiedlichen im Internet erhältlichen Programme nützlich sein, die es ermöglichen,

Produkt-Barcodes zu scannen und schnell und einfach die Kalorien zu errechnen. Häufig sind diese kostenlos erhältlich.

Schritt 2: Konsumieren Sie viele Proteine.

Proteine, auf Deutsch auch häufig Eiweiße genannt, fördern die Ausschüttung des Peptid YY-Hormones, welches dafür zuständig ist, ein Sättigungsgefühl auszulösen. Es wurde festgestellt, dass übergewichtige Menschen häufig an einem Mangel dieses Hormones leiden, welches kurz auch PPY-Hormon oder PPY genannt wird. Stark untergewichtige Menschen leiden sehr häufig am Gegenteil. Sie verfügen über zu viele PPY-Hormone und fühlen sich deshalb ständig satt.

Es wurde in mehreren Studien nachgewiesen, dass ein hoher Proteinkonsum das Fettgewebe im Bauchraum verringert. Proteine können Sie beispielsweise gut über Milch und Milchprodukte aufnehmen, aber auch in Fleisch, Fisch, Eiern und Nüssen sind viele Proteine erhalten. Ein Mensch, der regelmäßig Sport treibt, sollte beispielsweise 1,5 – 2 g Eiweiß pro Kilo Körpergewicht konsumieren, um ideal mit Proteinen versorgt zu sein.

Schritt 3: Zufuhr von kurzkettigen Kohlenhydraten verringern

Besonders die schnell verdaulichen Kohlenhydrate können dazu führen, dass der Körper sich Fettreserven anlegt, die zur Fettleibigkeit führen. Langkettige Kohlenhydrate, die Sie beispielsweise in Naturreis, Hafer oder Vollkornprodukten finden können, sind hierzu eine gesunde Alternative. Der Körper benötigt deutlich länger, um sie zu verdauen, weshalb Sie länger satt bleiben und dem Körper ermöglichen, die gelieferte Energie effizienter umzusetzen. Kurzkettige Kohlenhydrate finden Sie hauptsächlich in Industrieprodukten, wie beispielsweise Süßigkeiten, Fertiggerichten und zuckerhaltigen Getränken, allerdings kommen sie auch in Früchten oder Milch vor. Wenn Sie solche Produkte zu sich nehmen, gelangt die gelieferte Energie schlagartig in der Form von Zucker ins Blut. Ab einer bestimmten Menge ist es für den Körper unmöglich, diese Energie schnell genug zu verbrauchen, weshalb sie als Reserve für schlechte Zeiten gespeichert wird. Das Sättigungsgefühl hält nur kurzzeitig an und häufig kommt es nach dem Konsum von kurzkettigen Kohlenhydraten zu Heißhungerattacken.

Achtung(!):

Wichtig ist jedoch, dass Sie als Mann sogenannte „Low-Carb-Diäten" vermeiden, da Sie ansonsten die Gefahr eingehen, dass Ihr Testosteronspiegel sinkt. Im Optimalfall sollten Kohlenhydrate 40% Ihrer gesamten Kalorienzufuhr ausmachen – Wichtig ist hierbei, wie bereits erwähnt, dass es sich hierbei um die langkettigen Kohlenhydrate handelt.

Schritt 4: Konsumieren Sie die richtigen Fette

Darüber hinaus sollte die Fettzufuhr mindestens 30% der gesamten Kalorienzufuhr betragen. Wichtig ist hierbei, dass die aufgenommene Menge an mehrfach ungesättigten Fettsäuren (welche zwar auch ihre Daseinsberechtigung haben) möglichst gering gehalten wird, da diese ab einem bestimmten Grad ebenfalls den Testosteronspiegel senken. Idealerweise setzt sich Ihr Fettkonsum somit hauptsächlich aus gesättigten und einfach ungesättigten Fettsäuren zusammen. Gesättigte Fettsäuren finden sich hauptsächlich in Fleisch- und Milchprodukten. Einfach ungesättigte Fettsäuren erhalten Sie am einfachsten durch den Konsum von Olivenöl, Oliven und Avocados.

Schritt 5: Integrieren Sie lösliche Ballaststoffe in Ihre Ernährung.

Hierbei handelt es sich um Ballaststoffe, die nicht nur die Verdauung fördern, sondern auch das Sättigungsgefühl steigern können, ohne dabei eine hohe kalorische Belastung darzustellen. Tatsächlich wird sogar davon ausgegangen, dass sie die Aufnahme von anderen Kalorien hemmen können. Wissenschaftlich bewiesen ist, dass die löslichen Ballaststoffe für das Abnehmen förderlich sind. Sie wirken langfristig gegen das Bauchfett und können den Jo-Jo-Effekt verhindern. Eine Studie mit 1100 erwachsenen Teilnehmern von 2012, bei der die

Probanden ihren Konsum an löslichen Ballaststoffen um nur 10 mg pro Tag erhöhten, zeigte, dass diese ihren Bauchfettanteil in 5 Jahren um durchschnittlich mehr als 3,7% verringern konnten. Veröffentlicht wurde diese Studie *von der North American Association for the Study of Obesity*. Was zunächst nicht sonderlich bemerkenswert erscheint, wird umso überraschender, wenn man sich die große Anzahl an Probanden ansieht - vor allem dann, wenn wir betrachten, über welchen Zeitraum die Studie angefertigt wurde, da Menschen in der Regel mit dem Alter zunehmen. Um sich diesen Effekt zu Nutze zu machen, ist es sinnvoll, auf Produkte wie Rosenkohl, japanische Nudeln, Brombeeren oder Avocados zurückzugreifen.

Schritt 6: Greifen Sie zu Kokosöl.

Kokosöl beschleunigt nicht nur den Stoffwechsel, sondern hemmt auch die Fettspeicherung bei einem Kalorienüberschuss. Die empfohlene Menge für einen sichtbaren Erfolg muss dabei keinesfalls groß sein. Bereits der Konsum von 2EL Kokosnussöl am

Tag reicht aus und entspricht der empfohlenen Menge.

Trotzdem müssen Sie beachten, dass Fette immer viele Kalorien haben (9,3 Kalorien pro Gramm). Deshalb sollten Sie das Kokosfett nicht als Zusatz konsumieren, sondern andere Fette wie zum Beispiel Sonnenblumenöl damit substituieren.

Schritt 7: Trinken Sie (kaltes) Wasser.

Damit der Körper richtig und effektiv arbeiten kann, ist der Konsum von Wasser unabdinglich. Kaltes Wasser besitzt die Fähigkeit, den Stoffwechsel für bis zu eine Stunde nach dem Konsum um etwa 30% zu steigern. Der Grund hierfür liegt daran, dass der Körper zusätzliche Energie benötigt, um dieser Kälte entgegenzuwirken und die Körpertemperatur von 36-37°C zu gewährleisten. Wasser liefert keinerlei Kalorien, kann aber ein Sättigungsgefühl hervorrufen, da es Platz im Magen für sich beansprucht und sich dieser somit nicht mehr leer anfühlt. In Studien wurde nachgewiesen, dass das regelmäßige Trinken von einem Glas Wasser rund 30

Minuten vor dem Essen dazu führt, dass Menschen dauerhaft abnehmen.

Minimieren Sie den Konsum dieser Nahrungsmittel

Natürlich gibt es trotz dieser einfachen Grundregeln einige Produkte, auf die Sie idealerweise verzichten sollten. Welche Produkte genau hinderlich bei Ihrer Ernährungsumstellung sind und wieso Sie auf genau diese verzichten sollten, erfahren Sie in diesem Abschnitt.

Transfette

Bei Transfetten handelt es sich um industriell hergestellte Fette. Das wohl bekannteste Transfett ist die Margarine. Transfette können Entzündungen hervorrufen und Herzkrankheiten fördern und sind deshalb mit Vorsicht zu genießen – oder am besten vollständig von der Einkaufsliste zu streichen. Weiterhin können Transfette zu einer Insulinresistenz beitragen, was in einigen Fällen zu einer krankhaften Fettzunahme führen kann. Vor allem sind Transfette für die Zunahme im Bauchbereich verantwortlich - wieso dies so ist, ist bis heute nicht vollständig geklärt.

Transfette sind vor allem enthalten in Produkten wie Margarine, Blätterteig, frittierte Speisen, Chicken Wings und einer Vielzahl anderer Fertigprodukte.

Alkohol

Es ist wohl jedem klar, dass Alkohol in großen Mengen schädlich ist – des Weiteren kann Alkohol bei erhöhtem Konsum ebenfalls zur Anlage von Bauchfett führen. Ein Grund hierfür ist, dass Alkohol mit rund 7 Kalorien pro 100 g eine Kalorienbombe ist. Weiterhin wirkt Alkohol bei vielen Menschen appetitanregend. Auch der Hormonhaushalt eines Menschen kann durch Alkoholkonsum verändert werden, wodurch eine Verlangsamung des Fettstoffwechsels eine mögliche Folge sein kann.

Eine Studie, die in „The Journal of Nutrition" veröffentlicht wurde, an der 2000 Probanden teilnahmen, kam zu dem Ergebnis, dass die Teilnehmer, die nur am Wochenende tranken, dann aber im Übermaß, deutlich mehr Fett zulegten, als diejenigen, die regelmäßig oder sogar täglich tranken, dafür aber maximal nur ein Glas.

<u>Zucker</u>

Bekanntermaßen ist auch Zucker keines der gesündesten Lebensmittel. Ihm wird nachgesagt, für Krankheiten, wie beispielsweise Herzerkrankungen, Diabetes Typ 2, Fettsucht oder aber auch Lebererkrankungen verantwortlich zu sein. Es ist nicht vollständig bewiesen, doch scheint Zucker gerade für die Ansiedelung von Fettgewebe in der Bauchregion verantwortlich zu sein. Um dies zu vermeiden, ist es empfehlenswert, möglichst auf raffinierten Zucker zu verzichten - allerdings ist auch Fruchtzucker, der beispielsweise in Obst vorkommt, mit Vorsicht zu genießen. Ganz auf Obst verzichten sollte man jedoch nicht, weil diese über eine Vielzahl anderer wertvoller Nährstoffe, wie beispielsweise Vitamine verfügen.

Obwohl einige der folgenden Nahrungsmittel in vielerlei Hinsicht gesundheitsfördernd für den Menschen sein mögen, können diese den Testosteronspiegel gleichzeitig erheblich senken.

Minze:

Minze-Arten wie Pfefferminze und insbesondere die grüne Minze senken den Testosteronspiegel binnen weniger Tage um 20 - 50%, wie es in mehreren Studien belegt werden konnte. Der Grund hierfür ist zum aktuellen Zeitpunkt leider nicht bekannt.

Leinsamen:

Leinsamen können den SHBG-Anteil im Körper stark erhöhen, wodurch weniger freies (biologisch verfügbares) Testosteron übrig bleibt. Des Weiteren beinhalten Leinsamen sogenannte Lignane, die den Östrogenen strukturell sehr ähnlich sind und wie Östrogene im Körper wirken.

Mandeln, Wal- und Erdnüsse:

Mandeln und Walnüsse sind vielen Kraftsportlern als gesunde Protein-, Kalorien- und Mikronährstoff-Lieferanten bekannt. Dennoch gilt es heute als eindeutig bewiesen, dass diese den SHBG-Anteil um bis zu 20% erhöhen und somit das freie Testosteron im Blut senken. Erdnüsse hingegen beeinflussen den SHBG-Anteil kaum, beinhalten jedoch Phytosterole, die dafür sorgen, dass Cholesterin abgebaut wird. Hierdurch kommt es zu einer Verknappung des Hauptbaustoffes für die Hormonproduktion, weswegen wesentlich weniger Testosteron produziert werden kann. Nüsse die den Testosteronspiegel *nicht* negativ beeinflussen, sind vor allem die Macadamia- und die Paranüsse.

Stoffwechsel beschleunigen

Die Stoffwechselrate, die dem Grundumsatz entspricht, ist die Menge an Energie (in Kalorien), die der Körper bei vollständiger Ruhe zur Aufrechterhaltung aller lebenswichtigen Funktionen benötigt. Energie, die für die körperliche Bewegung und Bewegungsabläufe benötigt wird, ist dabei noch nicht inbegriffen. Alleine die Verdauung von zugeführten Speisen benötigt bereits Energie. Dieses Wissen können Sie für sich zu Nutze machen, indem Sie Nahrung konsumieren, die bei der Verdauung mehr Energie beansprucht, als die Verdauung von leicht verdaulichen Lebensmitteln. Hierzu sind besonders Eiweiße (Proteine) gut zu nutzen, denn diese erhöhen die Stoffwechselrate um bis zu 30%. Im Vergleich dazu können Kohlenhydrate die Stoffwechselrate um rund 10%, Fett gar nur um 3% erhöhen. Somit ist es Fakt, dass Eiweiße in der Lage sind, den Stoffwechsel zu beschleunigen und somit die Fettverbrennung am gesamten Körper zu fördern.

<u>Wichtige Tipps und Tricks</u>

- Wie bereits angemerkt kann der Konsum von kaltem Wasser den Stoffwechsel um bis zu 30% erhöhen. Um einen dauerhaften Nutzen aus diesem Phänomen zu ziehen, sollten Sie in regelmäßigen Abständen Wasser zu sich nehmen. Bereits zwei Liter über den Tag verteilt ist ausreichend, um eine dauerhafte Aktivitätssteigerung beim Stoffwechsel hervorzurufen.

- Bauen Sie Muskeln auf, denn diese verbrauchen sehr viel Energie – alleine schon für die Aufrechterhaltung der Muskeln. So verbrennen Sie mehr Kalorien, selbst wenn Sie einen Tag lang nur wenig Bewegung bekommen oder gar auf Sport verzichten. Besonders sinnvoll ist es, die Bein- und Gesäßmuskeln zu trainieren. Sie sind sehr groß und verschlingen deshalb besonders viel Energie.

- Fangen Sie an, grünen Tee zu trinken. Bei täglichem Konsum kann dieser den Stoffwechsel um bis zu 5% beschleunigen.

- Schlafen Sie genug. Schlaf ist nicht nur für den Hormonhaushalt wichtig. Zu wenig Schlaf führt auch dazu, dass sich der Stoffwechsel verlangsamt. Sieben bis acht Stunden Schlaf sollte ein Erwachsener täglich bekommen.

Testosteron und Adrenalin gegen Bauchspeck – Der richtige Sport gegen den „Bierbauch"

Wie bereits vermerkt, sind Ausdauersportarten insgesamt keine optimale Methode, um eine Gewichtsreduktion zu bewirken – besonders nicht um Fett am Bauch zu verbrennen. Nach aktuellen Erkenntnissen ist die bestgeeignetste Methode gegen Bauchfett das sogenannte „HIIT".

Das Kürzel HIIT steht für Hoch intensives Intervalltraining (High intensity interval training). Hierbei geht es darum, möglichst einfache Übungen, die nahezu überall durchgeführt werden können, mit so wenig Zeitaufwand wie möglich zu absolvieren. Der Effekt, der durch diese Art des Trainings hervorgerufen werden soll, ist vergleichbar mit dem einer Wechseldusche, bei der das Wasser von heiß auf kalt umgestellt wird: Der Körper wird geschockt. Grundsätzlich lösen kurze, intensive Trainingsphasen die langen Erholungspausen ab, was Ihnen vielleicht aus dem klassischen Intervalltraining beim Laufsport bekannt ist. Das beste Beispiel sind kurze, schnelle Sprints (30-60 Sekunden), gefolgt von Laufeinheiten (60-180 Sekunden). Die Faustregel lautet also: Training/Pause/Training…

Pausen bedeuten allerdings beim HIIT keinesfalls vollständige Ruhe. Diese helfen Ihnen dabei, zu entspannen und den Puls wieder zu senken - in Bewegung zu bleiben ist hierbei trotzdem die Voraussetzung. Das Ziel ist es, den Puls in regelmäßigen Abständen in die Höhe zu treiben, sodass er längere Zeit braucht, bevor er wieder ein normales Niveau erreicht, wodurch ein Nachbrenneffekt erzielt wird.

Studien belegen, dass das HIIT-Training den Stoffwechsel stark beeinflusst, sodass noch 48 Stunden nach einem Workout nachweisbar mehr Kalorien vom Körper umgesetzt werden. Im Vergleich zum klassischen Ausdauersport wird besonders das viszerale Fettgewebe angegriffen.

Der Grund hierfür liegt in der erhöhten Ausschüttung der Hormone Adrenalin und Noradrenalin, auf welche das viszerale Bauchfett besonders empfindlich reagiert. Auch das subkutane Fettgewebe wird durch diese Art des Trainings effektiv abgebaut.

Insbesondere in Bezug auf das Bauchfett scheint HIIT deutlich schneller Ergebnisse zu erzielen, als beispielsweise das Joggen oder andere Sportarten, welche lange Zeit als die hilfreichste Methode für die Gewichtsreduktion galten.

Wie genau läuft das HIIT Training ab?

Nachdem die Grundsätze nun erläutert worden sind, kommen wir zum tatsächlichen Ablauf des High intensity intervall trainings. Wie bereits erwähnt, wechseln sich hochintensive Trainings- und Erholungsphasen ständig ab. Wichtig hierbei ist es, dass Sie in den Trainingsphasen bis zu einem Punkt gelangen, an dem Sie erschöpft sind. Ihr Arzt muss Ihnen „grünes Licht" geben, bevor Sie mit dem HIIT beginnen können, da das HIIT eine große **Belastung für das Herz** darstellen kann.

Grundsätzlich sollte ein HIIT wie folgt aussehen: Auf eine Aufwärmphase von 5 bis 10 Minuten folgt die erste Belastungsphase von 30 bis 60 Sekunden. Im Anschluss daran sollte eine Erholungsphase von 60 bis 180 Sekunden folgen. Für ein erfolgreiches Training reichen 6 bis 8 Intervalle aus, sodass die Trainingsdauer nur zwischen 15 und 25 Minuten betragen muss.

Beispieltraining Sprint:

- Sie beginnen damit, sich zehn Minuten leicht einzulaufen, um Ihre Muskeln aufzuwärmen.

- Es folgen sechs Intervalle mit jeweils 30 Sekunden Sprint, gefolgt von 60 Sekunden leichtem Joggen.

- Um Verletzungen zu vermeiden, sollten Sie sich noch etwas Zeit am Ende des Trainings zum Auslaufen nehmen.

Beispieltraining im Wohnzimmer:

- Hier können Sie sich individuell durch Dehnen der Muskeln, Liegestütz bis hin zu Kniebeugen aufwärmen.

- Danach folgen 6 Intervalle mit 60 Sekunden Burpees und 90 Sekunden „Hampelmann" oder jegliche andere Übung, die Sie gerne machen möchten. Der Fantasie sind hier keine Grenzen gesetzt.

Wichtig: Sollten Sie bereits über einen längeren Zeitraum nur wenig Sport betrieben haben, empfiehlt es sich dringend, eine „Aufwärm-Woche" vor dem Start des HIITs zu absolvieren. Die Gründe hierfür erfahren Sie im nächsten Kapitel.

Des Weiteren sollten Sie eine Sportart betreiben, die ihren Testosteronspiegel erhöht, um einerseits noch schneller Ihr Bauchfett zu verlieren und andererseits Ihre erreichten Fortschritte langfristig zu halten:

<u>Kraftsport</u>

Das Heben von schweren Gewichten in kurzen Zeitintervallen ist eines der effektivsten Methoden, mit der Sie Ihren Testosteronspiegel erhöhen können. Auf diese Art und Weise erzielt selbst ein 20 jähriger junger Mann mit Testosteronwerten, die sich bereits in einem gesunden Bereich befinden, in kürzester Zeit beeindruckende Ergebnisse: Innerhalb von 4 Wochen kann der Testosteronspiegel um etwa 40% gesteigert und der Cortisolspiegel um etwa 20% gesenkt werden.

Das entsprechende Training hierfür sieht wie folgt aus:

1. Fokussieren Sie sich insbesondere auf große Muskelgruppen: Beine, unterer und oberer Rücken und die Brust. Je größer der Muskel ist, der trainiert wird, desto größer ist der testosteronsteigernde Effekt. Führen Sie Verbundübungen aus, bei denen mehrere Muskelgruppen gleichzeitig beansprucht werden.

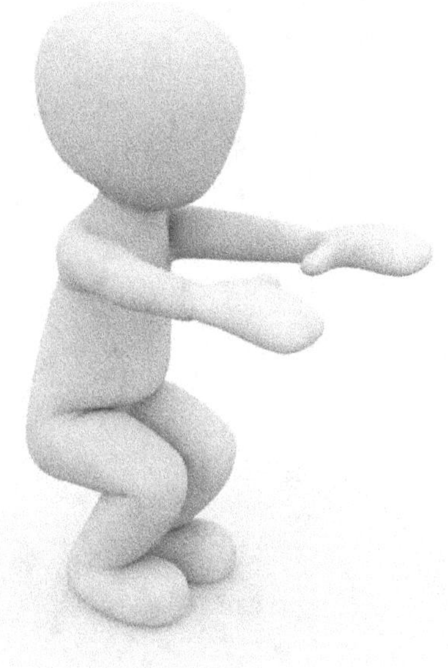

Trainieren Sie Ihre Beine mit schweren Kniebeugen

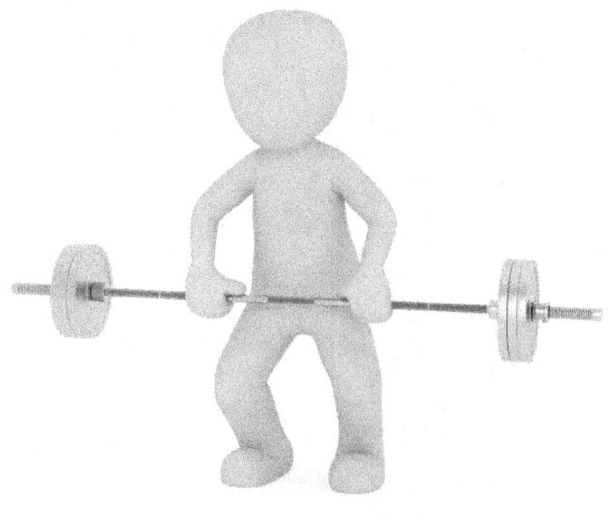

Praktizieren Sie Kreuzheben, um Ihre untere Rückenpartie zu trainieren

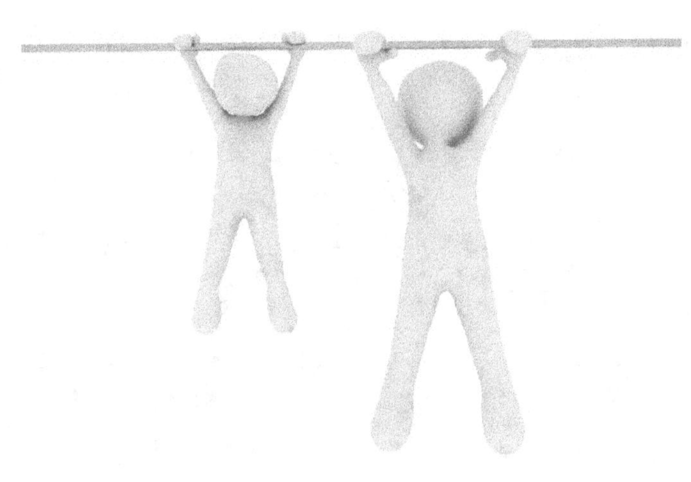

Für den oberen Rücken empfehlen sich Klimmzüge (mit Zusatzgewicht)

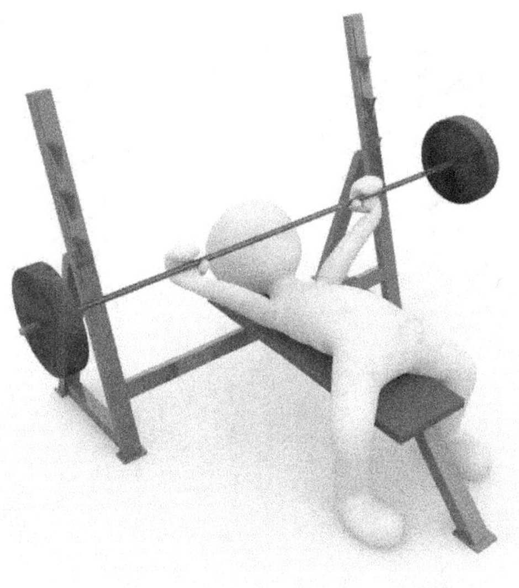

Ihre Brust, Trizeps und die Schultern trainieren Sie mit dem Bankdrücken

Bei all diesen Übungen sind viele verschiedene Muskeln und Muskelgruppen beteiligt, weswegen sie für die Testosteronproduktion so effektiv sind.

- Trainieren Sie mit schweren Gewichten, bei etwa 5 - 8 Wiederholungen pro Trainingssatz.

- Im Hinblick auf die Testosteronausschüttung, beträgt die ideale Pausenlänge zwischen den Trainingssätzen ziemlich genau 90 Sekunden.

- Achten Sie darauf, dass Ihre Trainingseinheiten sich auf maximal 45 Minuten beschränken, um die Cortisolausschüttung zu minimieren.

- Als Anfänger sollten Sie zwischen 3-4 Mal pro Woche trainieren, da Ihr Körper Zeit für die Regeneration benötigt. Ein Übertraining kann schnell das Gegenteil bewirken, sodass zu viel Cortisol produziert wird.

Empfehlenswert ist es, sich innerhalb der ersten 2-3 Wochen auf HIIT zu fokussieren: 3 bis 5 HIIT Einheiten pro Woche sind hierbei zu empfehlen.

Sobald Sie einen Großteil Ihres Bauchfettes verloren haben, sollten Sie vermehrt Krafttraining betreiben und HIIT-Einheiten auf 1-2 Mal pro Woche beschränken.

Der Jo-Jo-Effekt und die Tricks der Diätindustrie

Grundsätzlich sind wir Menschen faul. Wir suchen stets die „schnellste" und „einfachste" Möglichkeit, ein Ziel zu erreichen und hoffen hierbei auf ein Wundermittel. Auf etwas zu warten, fällt uns schwer, denn wir sind ungeduldig. Viele Unternehmen wissen genau, wie sie sich diese Grundsätze der menschlichen Psyche zu Nutze machen können.

Bei einer radikalen Diät besteht in Verbindung mit einem straffen Sportprogramm der Fall, dass man insbesondere in den ersten 3-5 Tagen hauptsächlich viel Salz und Wasser verliert und Ihnen dabei vorgegaukelt wird, dass Sie schnell an Gewicht verlieren würden. Für den Körper allerdings sind solche Abnehmprogramme komplett unnatürlich. Er schaltet auf eine Art Notfallprogramm um. Dabei wird der Stoffwechsel verlangsamt und der Körper versucht, noch mehr Fett zu speichern. Sobald der Körper in diesem Notfall- oder aber auch Sparprogramm ist, versucht er so wenig Energie wie möglich zu „verschwenden" und so viel Fett einzulagern, wie er kann. Ein weiterer Faktor ist der zunehmende Cortisolspiegel (bedingt durch einen plötzlichen Stressreiz), welcher dazu führt, dass die Muskulatur angegriffen wird, um Energie zu gewinnen. Die

Wechselwirkung scheint offensichtlich: Wer weniger Muskeln hat, verbrennt auch weniger Fett, der Stoffwechsel hat sich verlangsamt und insgesamt nehmen wir da ab, wo wir eigentlich aufbauen wollen. Ein weiterer unerwünschter Nebeneffekt ist die Wirkung des Cortisols an sich, welches nämlich für die Anlage von Bauchfett verantwortlich ist.

Extreme Diäten können nie langfristig umgesetzt werden. Irgendwann nimmt die Motivation ab und man beginnt wieder normal zu essen. Der Körper, der allerdings noch immer auf den Sparmodus gestellt ist, versucht noch immer so viel Energie wie möglich zu speichern. Dieses System war in der Vergangenheit überlebenswichtig, um Hungerperioden durchzustehen, hat aber heutzutage zur Folge, dass sich jemand nach einer solchen radikalen Diät noch weiter von seinem ursprünglichen Ziel entfernt.

Idealerweise fangen Sie langsam mit einer Ernährungsumstellung an und überstürzen gerade in den ersten Wochen nichts. Die Kalorienzufuhr sollte nur leicht gesenkt werden, was man besonders gut über eine Reduktion der Aufnahme von kurzkettigen Kohlenhydraten erreichen kann. Diese „Extra-Woche" empfiehlt sich besonders für diejenigen, die seit mehreren Monaten kein Sport mehr betrieben haben.

Schlussendlich geht es nicht darum, Scheinerfolge zu erzielen, die innerhalb weniger Wochen zum Gegenteiligen umschwenken - sondern langfristig in Form und gesund zu bleiben. Es ist somit unabdinglich, viel Wasser zu trinken und einen Sport zu finden, der einen selbst erfüllt. Geben Sie sich Zeit, stellen Sie sich nicht jeden Tag auf die Waage. Wenn jedoch nach zwei Wochen noch immer keine Erfolge sichtbar werden, muss die Kalorienzufuhr wahrscheinlich weiter heruntergeschraubt werden beziehungsweise Ihre körperliche Aktivität gesteigert.

Crashkurs: Motivation

Beim Abnehmen spielt die Psyche eine nicht unerhebliche Rolle. Ihnen steht ein anstrengender und kräfteraubender Weg bevor. Sie werden viele Höhen und Tiefen durchleben, deshalb ist besonders Ihre innere Einstellung wichtig. Machen Sie sich versteckte Ausreden und negative Emotionen bewusst und versuchen Sie, dagegen zu arbeiten und vertrauen Sie nicht alleine auf ihre Emotionen. Natürlich kennt jeder den Spruch „Höre auf dein Herz!". Allerdings ist unser Herz oftmals ein Fürsprecher für Konstanz. Veränderungen im Lebensalltag sind ihm zuwider, weshalb Sie in diesem Fall auf Ihren Verstand hören sollten. Arbeiten Sie aktiv an Ihren Gefühlen, bis diese sich irgendwann von selbst durch das Etablieren neuer Gewohnheiten ändern.

Einige Beispiele von Gefühlen und Ausreden, die uns häufig im Wege stehen, das Ziel zu erreichen, ohne dass dies uns bewusst ist, sind zum Beispiel Zeitmangel, wichtige Termine, anstehender Besuch, Müdigkeit, die Kinder oder der Mehraufwand im Alltag. Tatsächlich ist es so, dass die Motivation ausschlaggebend für den Erfolg ist, weshalb es wichtig ist, dass Sie sich klare Ziele setzen. *Was genau* möchten Sie *in welcher Zeit* erreichen? Idealerweise formulieren Sie Ihre Ziele in kurzen und prägnanten Sätzen. Vielleicht schaffen Sie es auch, Etappen oder Meilensteine einzuplanen. Dadurch wird Ihnen der Weg zum Ziel deutlich leichter vorkommen. Richtig motiviert werden Sie in dem Moment sein, in dem Sie selbst die ersten Erfolge wahrnehmen können und realisieren, dass das, was Sie tun, wirklich „funktioniert". Genau aus diesem Grund ist das Setzen der Zwischenziele so wichtig. Auch der Hintergrund warum Sie überhaupt abnehmen möchten, ist für die Motivation wichtig. Deshalb sollten Sie sich die Zeit nehmen, darüber zu reflektieren. Möchten Sie gesünder Leben oder zu einem gewissen Zeitpunkt besonders gut aussehen? Möchten Sie Ihr Umfeld inspirieren? Was auch immer Ihre Gründe sind, schreiben Sie diese nieder.

Der Vertrag mit Ihnen selbst

Der nächste Tipp mag für einige kitschig klingen, doch es kann eine deutliche Motivationssteigerung mit sich ziehen, wenn man einen solchen Vertrag mit sich selbst abschließt. Vereinbaren Sie mit sich selbst, was genau Sie erreichen müssen und halten Sie es schriftlich fest. Lesen Sie sich Ihren Vertrag immer wieder durch - am besten nach dem Aufstehen und vor dem Einschlafen. Schreiben Sie dieses Versprechen nicht an dem Computer, sondern persönlich mit der Hand.

Um einen Vertrag zu verfassen, müssen Sie sich zunächst über zwei Dinge im Klaren sein. Zum einen sollten Sie ihr Ziel möglichst genau definieren. Was möchten Sie erreichen? Welchen zeitlichen Rahmen geben Sie sich selbst? Achten Sie darauf, realistisch zu bleiben - setzen Sie sich selbst nicht so sehr unter Druck, dass Sie in Stress geraten. Überdenken Sie, was Sie glauben erreichen zu können. Weiterhin sollte der Vertrag Ihre Motivation umfassen. Wieso möchten Sie überhaupt abnehmen? Beispiele für die persönliche Motivation können die positiven Reaktionen und die Bestätigung Ihrer Mitmenschen sein, vielleicht möchten Sie auch mehr Selbstbewusstsein aufbauen oder sich insgesamt wohler in Ihrer Haut fühlen. Vielleicht geht es Ihnen um Ihre Gesundheit oder das Aussehen, weil Sie Ihre Ideale erreichen möchten. Vielleicht möchten Sie sich auch selbst beweisen, was Sie alles erreichen können und Ihr volles Potenzial ausschöpfen. Egal was Ihre Beweggründe sind, ein Vertrag wird Ihnen helfen, Ihre Ziele zu erreichen.

Ein Beispiel für einen Vertrag können Sie hier finden:

Ich, (Name), verspreche mir selber, dass ich ab dem heutigen Tage das tun werde, was immer nötig ist, um (Ziel) zu erreichen. Mir ist bewusst, dass es anstrengende Tage geben wird, doch meine Motivation und mein Verlangen auf Veränderung sind größer als alle Hürden auf meinem Weg.

Ich werde nie wieder eine Diät eingehen, sondern meinen Körper wieder an das gewöhnen, was ihm wirklich guttut und was er liebt. Ich werde mich nicht von meinem Umkreis verleiten lassen, sondern werde selber derjenige sein, der seine Freunde und Familie zu einem bewussteren Leben inspiriert. Es existieren keine Ausreden, die einen Bruch dieser Vereinbarung rechtfertigen können. Ich wiederhole noch einmal: Es gibt keine Ausreden!

Datum, Unterschrift

Fazit

Es kann nicht stark genug betont werden, dass die Unterscheidung zwischen innerem und äußeren Bauchfett unerlässlich ist und man ihr Zusammenspiel verstehen muss. Inneres Bauchfett wird vor allen Dingen durch einen Cortisolüberschuss hervorgerufen. Besonders bei Männern sind komplexe Vorgänge im Hormonhaushalt beteiligt, da ein niedriger Testosteronspiegel häufig ein zusätzlicher Grund für Bauchfett ist. Cortisol wiederum konkurriert mit Testosteron im Körper. Die Lösung: **Das Cortisol muss gesenkt und das Testosteron gesteigert werden.** Durch das Bauchfett kommt es zur Bildung des Enzyms Aromatase, welches Testosteron in Östrogene umwandelt. Die Folge ist, dass sich noch mehr Fett bildet und das Testosteron weiter abnimmt. Leider werden die Probleme mit dem Alter größer: Der Stoffwechsel verlangsamt sich und auch der Testosteronspiegel sinkt, während die Cortisol- und Östrogenwerte steigen. Dagegen ist man aber nicht machtlos.

Ein entscheidender Faktor ist die richtige Ernährung. Es spielt eine große Rolle, welche Makronährstoffe man dem Körper zuführt. Bei Kohlenhydraten muss darauf geachtet werden, den langkettigen den Vorzug zu geben und den Konsum der kurzkettigen zu minimieren. Ebenso wichtig ist es, welche Fette man konsumiert. Hier gilt es, Transfette so gut es geht zu vermeiden, da diese nicht nur verantwortlich für überschüssiges Viszeralfett sind, sondern auch zahlreiche gesundheitliche Beschwerden hervorrufen können. Zudem sollten Sie den Konsum mehrfach ungesättigter Fettsäuren minimieren und die Zufuhr von einfach ungesättigten und gesättigten Fettsäuren bevorzugen, um die Voraussetzung für eine optimale Testosteron-Produktion zu gewährleisten. Ebenso kann der Testosteronspiegel durch die richtige Wahl der Mikronährstoffe angehoben und der Cortisolspiegel gesenkt werden. Dafür ist eine ausreichende Versorgung mit Zink, Magnesium und Bor nötig.

Die nächste wichtige Gegenmaßnahme bildet Sport, und auch hier gilt es, einige Regeln zu beachten. Cardio Training erzielt nicht die gewünschten Effekte und kann den Cortisolspiegel sogar negativ beeinflussen. HIIT sollte in den ersten Wochen ausgeführt werden, um das Bauchfett so schnell wie möglich zum Schmelzen zu bringen. Anschließend eignet sich drei bis vier Mal wöchentliches Kraftsport-Training am besten dazu, den Testosteronspiegel wieder zu heben und die bereits erreichten Erfolge dauerhaft zu halten.

Nicht zuletzt tragen ausreichende Erholung und die Schlafqualität dazu bei, seinem Ziel näherzukommen. Leider wird die Tatsache, dass Schlaflosigkeit den Testosteronspiegel senkt und den Cortisolspiegel extrem erhöht, häufig vernachlässigt. Zusätzliche Unterstützung bietet auch das Nahrungsergänzungsmittel Ashwaghanda, das den Testosteronspiegel steigern und den Cortisolspiegel senken kann. Es empfiehlt sich, hierzu den Hausarzt zu befragen.

Das Allerwichtigste jedoch zum Schluss: Bleiben Sie motiviert! Wenn Sie noch am Anfang Ihres Kampfes gegen das Bauchfett stehen, müssen Sie die persönliche Komfortzone verlassen und Ihre Emotionen und Unlustgefühle vorerst beiseiteschieben. Nach dieser ersten Hürde werden sich die Emotionen jedoch auf Ihre Seite stellen und einem Erfolg wird nichts mehr im Wege stehen.

Das 6 Wochen Praxis-Programm

In diesem Extra-Kapitel widmen wir uns der Umsetzung der vorangegangenen Konzepte und Methoden, mit dem primären Ziel, das überschüssige Bauchfett loszuwerden.

Achtung: Bitte befragen Sie Ihren Arzt hierzu, bevor Sie mit diesem Programm beginnen.

Vor Beginn dieses Programms ist außerdem eine „Aufwärmwoche" zu empfehlen – hier genannt „Woche 0". In dieser Woche geht es ausschließlich darum, den Körper an die bevorstehende Belastung zu gewöhnen und somit den zuvor diskutierten Jo-Jo-Effekt zu vermeiden. Streichen sollten Sie diese Aufwärmwoche nur dann, wenn Sie innerhalb der letzten Wochen bereits viel Sport betrieben haben.

Ernährungsrichtlinien und Einkaufsliste

Schritt 1: Ermitteln Sie Ihren Kalorienbedarf.

Wie bereits erwähnt, sind hierfür auch die kostenlosen Kalorienbedarfsrechner aus dem Internet geeignet. Nur wenn Sie Ihren eigenen Bedarf kennen, können Sie tatsächlich Erfolge verzeichnen! Denn es ist wichtig, dass Ihre Kalorienaufnahme unter der Menge der benötigten Kalorien liegt, damit auch das subkutane Bauchfett verschwindet und Sie schnellstmöglich die ersten Erfolge sehen.

Das Zählen der Kalorien wird Ihnen lediglich in den anfänglichen Wochen als Stütze dienen, bis sich Ihr Körper von ganz alleine an diese Umstellung gewöhnt hat. Ihre körpereigenen Sättigungs- und Hungermechanismen werden das Tracking anschließend ersätzen.

Schritt 2: Laden Sie eine App herunter, die Ihnen beim Zählen hilft.

Natürlich können Sie auch Zettel, Stift und Taschenrechner zur Hand nehmen, um auszurechnen, wie viele Kalorien Sie zu sich nehmen. Es gibt auf den unterschiedlichen Plattformen eine Vielzahl von Apps, die diese Aufgabe gerne für Sie übernehmen. Oftmals bieten Sie sogar das einfache Einscannen der Barcodes an und haben auf Datenbanken alle wichtigen Informationen hinterlegt. Auch bei der Motivation können diese Apps helfen, weil Sie in der Regel versuchen, Sie zu unterstützen und bestätigen, wenn das Tagesziel eingehalten wurde.

Schritt 3: Versuchen Sie knapp unter Ihrem Kalorienbedarf zu bleiben.

Nur wer mehr verbrennt, als er zu sich nimmt, kann langfristig abnehmen, allerdings ist dazu keine radikal Diät notwendig. Wie bereits erwähnt kann es durchaus ausreichend sein, bestimmte Nahrungsmittel aus dem Speiseplan zu streichen.

Grundsätzlich sollten Sie versuchen, 300 bis 400 Kalorien unter Ihrem Bedarf zu bleiben, um Erfolge zu verzeichnen. Denken Sie daran: Anstatt einfach nur weniger zu essen, werden Sie durch eine höhere körperliche Aktivität Ihren Kalorienbedarf steigern, sodass Sie auf gesunde Art und Weise in ein Kaloriendefizit „rutschen".

Tipp: Um Ihnen die Rechnerei zu ersparen, erhalten Sie hier eine Formel, die es Ihnen vereinfacht, herauszufinden, wie viel Sie essen sollen. So finden Sie heraus, wie viel Gramm an Proteinen, Fetten und Kohlenhydraten Sie über den Tag benötigen, um eine optimale Testosteronproduktion zu gewährleisten:

Fettbedarf (g) = Gesamtkalorienbedarf pro Tag (kcal) * 0,3 / 9,3

Kohlenhydratbedarf (g) = Gesamtkalorienbedarf pro Tag (kcal) * 0,4 / 4,1

Proteinbedarf (g) = Gesamtkalorienbedarf pro Tag (kcal) * 0,2 / 4,1

Führen Sie diese Rechnung bitte JETZT für sich durch!

Schritt 4: Essenszeiten

Feste Essenzeiten einzuhalten ist nicht notwendig. Essen Sie dann, wann es Ihnen passt. Einzig und alleine das Essen direkt vor dem Schlafengehen sollten Sie, wenn möglich, unterlassen - ansonsten steht Ihnen alles frei.

Schritt 5: Minimieren Sie den Konsum von kurzkettigen Kohlenhydraten und Zucker!

Wie bereits angemerkt lassen kurzkettige Kohlenhydrate den Blutzuckerspiegel in die Höhe schießen und sorgen somit dafür, dass man schnell wieder hungrig wird – besonders gilt dies für Zucker. Diese Energie wird vom Körper somit nicht sinnvoll verwendet, sondern als Fett eingelagert. Auf Obst sollten Sie allerdings trotz des häufig hohen Fruchtzuckergehalts nicht vollständig verzichten, da es über viele Vitamine und andere wichtige Nährstoffe verfügt.

Ihre Einkaufsliste:

Hier können Sie eine Liste von Produkten finden, die Sie in Ihre Ernährung integrieren sollten, bzw. eine Auflistung von sinnvollen Alternativen für eben die konventionellen Produkte, die sich in fast jedem Haushalt finden lassen. Häufig kaufen wir Produkte in der Annahme, dass Sie wertvolle Inhaltsstoffe enthalten, müssen aber im Rahmen einer bestimmten Ernährungsweise feststellen, dass dies nicht der Fall ist. Trotzdem geht es hier nicht darum, bestimmten Inhaltsstoffen einen Riegel vorzuschieben, sondern darum, einen gesünderen Lebensstil zu adaptieren.

1.   Weißmehlprodukte sollten gegen Vollkornprodukte ersetzt werden.

2.   Olivenöl kann vielfältig eingesetzt werden. Raffiniert zum Braten und kaltgepresst ist es bestens für Salate geeignet.

3.   Essen Sie viele Avocados. Sie haben ein sehr gutes
      Fettprofil und viele lösliche Ballaststoffe, deshalb
      können Sie hier gerne immer zugreifen.

4.   Rosenkohl, Hülsenfrüchte oder Brombeeren sind Ihre
      idealen Partner. Sie enthalten nicht nur viele
      Vitamine, sondern sind auch voll von löslichen
      Ballaststoffen.

5.   Fisch – dieses Lebensmittel hat das ideale Fettprofil
      und kann ruhig mehrmals in der Woche konsumiert
      werden.

6.   Fleisch, Milch und Eier aus ökologischem Anbau
      werden zum Grundstock Ihrer Ernährung. Sie
      enthalten viele Proteine und sind besonders
      reichhaltig an gesättigten Fettsäuren.

7.   Ersetzen Sie Margarine (Transfette) durch Butter.

8.   Hafer - dieses Getreide verfügt über langkettige Kohlenhydrate, ist magnesium- und zinkreich.

9.   Essen Sie viel Gemüse - beispielsweise Tomaten, Gurken und Paprika.

10.   Essen Sie jeden Tag einen Pfirsich, damit Ihr täglicher Bedarf an Bor abgedeckt ist. Weiterhin sind Obstsorten wie Zitronen, Orangen oder Bananen zu empfehlen, damit Ihr Körper ausreichend mit Vitaminen versorgt ist.

11.   Ersetzen Sie Zucker durch Sylit oder Steviaextrakt, so müssen Sie nicht verzichten, sparen aber Kalorien.

12.   Verwenden Sie neben dem Olivenöl auch gerne Kokosöl.

13.   *Verzichten Sie* innerhalb der nächsten 12 Wochen auf: Leinsamen, Minze, Mandeln, Erdnüsse, Walnüsse und alkoholische Getränke!

Hormon- und Stoffwechselregulation

<u>Zink, Magnesium und Bor:</u>

Der Bedarf an diesen Mikronährstoffen ist mit einer ausgewogenen Ernährung bereits relativ gut abgedeckt, wenn keine größeren körperlichen Anstrengungen getätigt werden. Das Ganze wird schon wesentlich schwieriger, wenn regelmäßig Kraftsport betrieben wird - und Kraftsport und HIIT sind, wie wir bereits wissen, mitunter die effektivsten Methoden, um den Testosteronspiegel zu steigern bzw. das viszerale (und subkutane) Fett zu verbrennen.

Entsprechend ändert sich somit auch der Bedarf an jenen Mikronährstoffen. Grundsätzlich können wir fast jedes Supplement durch eine entsprechend ausgeklügelte Ernährung ersetzen. Da es sich hierbei jedoch um ein zeitlich beschränktes Experiment handelt, bei der Sie sich selber demonstrieren möchten, was mit einer optimalen Nährstoffversorgung möglich ist, können Sie sich innerhalb der nächsten sechs Wochen an folgenden Supplements bedienen:

<u>Zink:</u>

Supplementieren Sie 20mg Zink. Für welche Art von Zink Sie sich entscheiden, spielt hier keine weltbewegende Rolle, da die Schwankungen der Bioverfügbarkeit verschiedener Zink-Arten wesentlich geringer sind, als dies häufig dargestellt wird. Wichtig: Konsumieren Sie reines Zink niemals auf leeren Magen, da Ihnen ansonsten Bauchschmerzen und Übelkeit drohen.

<u>Magnesium:</u>

Den Großteil Ihres Magnesiumbedarfs (ca. 400 mg / Tag) werden Sie bereits durch den Konsum von Vollkornprodukten decken können. Möchten Sie dennoch Magnesium supplementieren, um einen Magnesiummangel definitiv auszuschließen, empfiehlt sich hier die Supplementierung mit einem Magnesium-Nitrat bei einer täglichen Dosierung von etwa 200 mg.

<u>Bor:</u>

Ihren Bor-Bedarf werden Sie auf gänzlich natürliche Weise abdecken. Essen Sie hierzu täglich einen Pfirsich zum Frühstück.

<u>Ashwagandha:</u>

Auch das zusätzliche Einnehmen von Ashwagandha kann empfehlenswert sein. Wie bereits erwähnt ist es besonders für die Regulation der Hormone Testosteron und Cortisol hilfreich. Die Dosierung beträgt dabei gewöhnlicher Weise 1 Teelöffel pro Tag.

Wasser

Viel Wasser zu trinken ist das A und O. Wasser ist nicht nur dafür verantwortlich, dass unser Körper reibungslos funktioniert, sondern es kann auch dabei helfen, den Stoffwechsel zu beschleunigen und somit die Fettverbrennung anzukurbeln – genießen Sie hierfür Ihr Glas Wasser kalt.

Ausreichend Schlaf

Wie wichtig der Schlaf zum Abnehmen und für Ihre Testosteronproduktion ist, haben Sie bereits mehrfach erfahren. Besonders die Schlaflosigkeit lässt den Cortisolspiegel stark ansteigen, während der Testosteronspiegel signifikant sinkt. Wenn Sie zu wenig schlafen, wird weiterhin die Ausschüttung von Sättigungshormonen unterdrückt und auch der Stoffwechsel wird verlangsamt. Wenn Sie Probleme mit dem Schlafen haben, kann es sinnvoll sein, auf eine Schlafmaske zurückzugreifen. Weiterhin sollten schwere Mahlzeiten vor dem Zubettgehen vermieden werden. Sollten Sie Probleme mit dem Einschlafen haben, empfiehlt es sich ebenfalls, Melatonin-

Tabletten als Hilfsmittel auszuprobieren – befragen Sie hierzu ebenfalls Ihren Arzt. Versuchen Sie pro Nacht mindestens sieben Stunden zu schlafen.

97

<u>Sonstiges: Aufrechte Körperhaltung, Kaugummi und Musik</u>

So banal diese drei Tipps auch klingen mögen - diese können ein weiterer Faktor auf dem Weg zum Erfolg sein. Die Körperhaltung kann sowohl den Cortisol- als auch den Testosteronspiegel innerhalb von nur wenigen Minuten beeinflussen - in beide Richtungen. Bei aufrechter Körperhaltung nehmen Sie somit ganz aktiv Einfluss auf Ihre Hormone. Aber auch Musik kann den Spiegel des Cortisols nachhaltig senken. Insbesondere in stressigen Situationen kann Musik uns helfen, zu entspannen und Abstand zu gewinnen, da es uns entspannt. Der letzte Geheimtipp ist das Kaugummikauen. Die gleichmäßigen Bewegungen beim Kaufen bauen Stress ab und nehmen somit ebenfalls positiven Einfluss auf unseren Hormonspiegel.

Ihr Trainingsplan

Fokussieren Sie sich innerhalb der ersten zwei Wochen auf das HIIT. Diese Art des Trainings ist die beste Methode, um gegen viszerales und subkutanes Fett vorzugehen. Anschließend verlegen wir den Fokus auf das Krafttraining.

Im Folgenden möchten wir Ihnen drei Varianten von HIIT vorstellen, zwischen denen Sie wählen können, um in den ersten Trainingswochen möglichst gute Erfolge zu verzeichnen.

Die Trainingsphasen sind wie folgt angelegt:

Falls Sie sich dazu entschlossen haben, vor dem Beginn des Programms mit einer Aufwärmwoche zu starten, steht in *Woche 0* an drei Tagen ein lockeres HIIT auf dem Plan.

Woche 1: Vier Trainingseinheiten (HIIT)

Woche 2: Fünf Trainingseinheiten (HIIT)

<u>Drei Übungsvorschläge</u>

Hier finden Sie nun drei Varianten des HIIT, zwischen denen Sie wählen können:

Sprint:

Diese Trainingseinheit wurde bereits besprochen: Grundsätzlich sollten Sie sich hier gut einlaufen, damit Sie warm sind, wenn Sie mit dem tatsächlichen HIIT beginnen wollen. Nachdem Sie sich aufgewärmt haben, beginnen Sie mit dem Training. Es wechseln sich immer Phasen des Joggens mit Sprintphasen ab. Je nach Trainingsstand können Sie bis zu acht Sprintphasen absolvieren. Der Sprint kann zwischen 30 und 60 Sekunden lang sein, während die leichten Jogging oder Gehphasen zwischen 60 und 180 Sekunden betragen sollten.

Burpees:

Bei dieser Art des Intervalltrainings sind die Burpees im Fokus. Dabei handelt es sich um eine Mischung aus Liegestütze, Kniebeuge und Sprung. Sollten Sie sich unsicher sein, wie genau ein Burpee aussieht, ist es empfehlenswert, dass Sie sich ein Video hierzu im Internet ansehen. Bevor Sie mit den Burpee-Übungen beginnen, sollten Sie sich durch Dehnübungen aufwärmen. Sie sollten bei dieser Art des HIIT acht Intervalle von insgesamt 120 Sekunden einplanen. Dabei sollten in der Ruhephase Hampelmänner absolviert werden. Das Ruheintervall sollte hierbei rund 90 Sekunden betragen, während die acht Burpee-Intervalle rund 30 Sekunden anhalten sollten.

Liegestütze:

Auch mit diesem Klassiker lässt sich ein Intervalltraining absolvieren. Sie sollten wieder darauf achten, dass Sie vor Beginn des tatsächlichen Intervalltrainings gut aufgewärmt sind, um Verletzungen zu vermeiden. Ob Sie echte Liegestütze machen oder die leichtere Version wählen, ist dabei Ihnen selbst überlassen. Ein Intervall sollte insgesamt etwa 80 Sekunden lang sein. Dabei sollten 30 Sekunden Liegestützen gemacht werden, woraufhin Ruhephasen von 50

Sekunden folgen. Bleiben Sie idealerweise auch während dieser Ruhephasen in Bewegung. Insgesamt sollten Sie mindestens sechs Intervalle durchführen, damit Sie ein effektives Training absolviert haben.

<u>Woche 3+</u>

Ab der Woche 3 verlagern Sie Ihr Training auf den Kraftsportbereich.

Nehmen Sie sich jetzt einen Kalender zur Hand und tragen Sie 4 Trainingstage mit den jeweiligen Uhrzeiten ein, an denen Sie trainieren möchten. Ihr Trainingsplan entspricht den Vorgaben aus dem Kapitel „Die richtige Sportart als entscheidender   Faktor":

Tag 1:
Kniebeugen + Bankdrücken, jeweils 4 Sätze á 5-8 Wiederholungen

Tag 2:

Kreuzheben + Klimmzüge, jeweils 4 Sätze á 5-8
Wiederholungen

Tag 3:

Kniebeugen + Bankdrücken, jeweils 4 Sätze á 5-8
Wiederholungen

Tag 4:

Pause

Tag 5:

HIIT

Tag 6 und 7:

Pause

Das Gewicht sollte so ausgelegt sein, dass Sie
mindestens 5 und maximal 8 Wiederholungen
schaffen. Achten Sie hierbei unbedingt auf eine
saubere Ausführung und holen Sie sich
gegebenenfalls Hilfe von einem Trainer, der Ihnen
die Übung vorzeigt. Isolierte Übungen wie Bizeps-
Curls, Seitheben etc. können gerne in Ihren
Trainingsplan einfließen, jedoch nur solange sich der

gesamte Trainingsumfang auf maximal 45 Minuten
beschränkt.

Blick in die Zukunft

Sie sollten sich bewusstmachen, wie sehr Gewohnheiten unser tägliches Leben beeinflussen. In der Regel gestalten wir unseren Tag so, wie auch den vorherigen und den davor. Wir sind gefangen in unseren eigenen Ritualen. Eine Gewohnheit zu ändern, verlangt besonders am Anfang viel Kraft und Arbeit. Insbesondere ist der erste Monat der Schwerste, wenn es darum geht, neue Angewohnheiten in den Alltag zu integrieren oder alte abzulegen. Danach wird der bessere Lebensstil zur Gewohnheit und somit ein unbewusster Teil unseres Lebens. Sobald Sie sich an Ihren neuen Lebensstil gewöhnt haben, wird es Ihnen genauso leichtfallen, wie Ihre bisherigen Gewohnheiten.

Klassische Diäten hingegen sind nicht langfristig in das gewohnte Leben zu integrieren. Genau deshalb bringen Sie in der Regel nicht dauerhaft den gewünschten Erfolg. Aus diesem Grund gaben wir Ihnen ausschließlich Richtlinien an die Hand, welche Ihnen die Richtung für langfristige Erfolge aufzeigen.

Versuchen Sie den Sport als festen Bestandteil in Ihr Leben zu integrieren. Genießen Sie ihn, für das, was er ist: etwas, was Sie für sich selbst tun, Zeit zur Reflektion und um Aggressionen abzubauen. Sehen Sie ihn nicht nur als Mittel zum Zweck, denn der Sport hat nicht nur Einfluss auf Ihr körperliches Wohlbefinden, sondern wird deshalb ausgeübt, weil es Spaß macht. Nachdem Sie Ihre Zielfigur erreicht haben, können sie vom HIIT gerne zu einer Sportart wechseln, die Ihnen ganz besonders Freude bereitet.

Idealerweise werden Sie durch die positiven Veränderungen in Ihrem Leben zu einem Vorbild für Ihr näheres Umfeld. Sie werden nicht nur viel Lob bekommen, sondern durch Ihre Erfolge und Ihren positiven Lebenswandel eine Inspiration für Ihre Mitmenschen werden.

Newsletter und Bonus

5 Testosteron-Booster-Rezepte

Selbstverständlich hat unser Team von Man's Type einen kostenlosen Newsletter für Sie eingerichtet. Sie haben sicherlich etwas gegen Spamnachrichten - genauso wie wir:

Aus diesem Grund erhalten Sie unsere Newsletter, in denen wir ausschließlich unsere spannendsten Informationen und Neuigkeiten mit Ihnen teilen möchten, maximal zwei Mal im Monat.

Als Willkommensgeschenk senden wir Ihnen einen Bonus in Form unserer 5 beliebtesten Testosteron-Booster-Rezepte per E-Mail zu.

www.manstype.com/bonus

Helfen Sie mit!

Fakt ist: Neben den optischen Aspekten ist das viszerale Bauchfett eine der häufigsten Ursachen für eine Vielzahl von tödlichen Krankheiten. Es ist ein Thema, mit welchem die Diätindustrie nur selten ehrlich umgeht und leider ist es schwer, sich wissenschaftlich mit der Problematik auseinander zu setzen, da die Forschung auf diesem Gebiet bis vor einigen Jahren noch in den Kinderschuhen steckte.

Wie können Sie mithelfen?

Versuchen Sie einen gesunden Lebensstil zu übernehmen. Inspirieren Sie Ihren Freundeskreis und Ihre Familie, indem Sie selbst einen gesunden Lebensstil „vorleben".

Denken Sie auch gerne daran, mir Ihre ehrliche Meinung zu diesem Buch in Form einer kurzen Rezension zu hinterlassen, damit es mir möglich wird, noch mehr Menschen über dieses Thema aufzuklären.

Vielen Dank, dass Sie sich die Zeit genommen haben, sich dieses Buch durchzulesen. Ich wünsche Ihnen viel Erfolg auf Ihrem persönlichen Weg!

Ihr Mario Fried

Quellenverzeichnis

Christine A. et al.
"Cortisol Connection: Tips on Managing Stress and Weight"
https://www.unm.edu/~lkravitz/Article%20folder/stresscortisol.html

Jones, T.L.
"Definition of stress. In J.J. Robert-McComb (Ed.), Eating Disorders in Women and Children: Prevention, Stress Management, and Treatment"
(pp. 89-100). Boca Raton, FL: CRS Press, 2001.

McEwen, B.S.
"The brain as a target of endocrine hormones. In Neuroendocrinology. Krieger and Hughs"
Eds.: 33-42. Sinauer Association, Inc., Massachusetts, 1980.

Henry, J.P.
"Biological basis of the stress response"
1992 Jan-Mar
https://www.ncbi.nlm.nih.gov/pubmed/1576090

DANIEL L. ELY
"Organization of Cardiovascular and Neurohumoral Responses to Stress"
Annals of the New York Academy of Sciences , December 1995

http://onlinelibrary.wiley.com/doi/10.1111/j.1749-6632.1995.tb44712.x/abstract

Andrews, R.C., et al.
"Abnormal cortisol metabolism and tissue sensitivity to cortisol in patients with glucose intolerance"
The Journal of Clinical Endocrinology, 2002.
https://www.ncbi.nlm.nih.gov/pubmed/12466357

Morris, K.L., et al.
1,25-dihydroxyvitamin D3 modulation of adipocyte glucocorticoid function"
Obesity Research, Apr 2005.
https://www.ncbi.nlm.nih.gov/pubmed/15897475

Epel, E., et al.
Stress may add bite to appetite in women: a laboratory study of stress-induced cortisol and eating behavior"
Psychoneuroendocrinology, Jan 2001.
https://www.ncbi.nlm.nih.gov/pubmed/11070333

Cavagnini, F., et al.
Glucocorticoids and neuroendocrine function"
International Journal of Obesity, 2000
https://www.ncbi.nlm.nih.gov/pubmed/10997615

Mariemi J. E., et al.
Visceral fat and psychosocial stress in identical twins discordant for obesity"
Journal of Internal Medicine, 2002
https://www.ncbi.nlm.nih.gov/pubmed/11851863

Rosmond, R., et al.
"Stress-related cortisol secretion in men: relationships with abdominal obesity and endocrine, metabolic, and hemodynamic abnormalities"
Journal of Clinical Endocrinology and Metabolism, 1998
https://www.ncbi.nlm.nih.gov/pubmed/9626108

Vivian Heyward, et al.
"Advanced Fitness Assessment and Exercise Prescription 7th Edition With Online Video"
Human Kinetics, 2014
http://www.humankinetics.com/products/all-products/advanced-fitness-assessment-and-exercise-prescription-7th-edition-with-online-video

Rosmond, R., et al.
"A C-1291G polymorphism in the 2A-adrenergic receptor gene (ADRA2A) promoter is associated with cortisol escape from dexamethasone and elevated glucose levels"
Journal of Internal Medicine, 2002
https://www.ncbi.nlm.nih.gov/pubmed/11886485

Vicennati, et al.
"Response of the hypothalamic-pituitary-adrenocortical axis to high-protein/fat and high carbohydrate meals in women with different obesity phenotypes"
The Journal of Clinical Endocrinology and Metabolism, 2002
https://www.ncbi.nlm.nih.gov/pubmed/12161547

Wallerius, S., et al.
"Rise in morning saliva cortisol is associated with abdominal obesity in men: a preliminary report"
Journal of Endocrinology Investigation, 2003
https://www.ncbi.nlm.nih.gov/pubmed/14594110

Epel, E.S., et al.

"Stress and body shape: stress-induced cortisol secretion is consistently greater among women with central fat"
Psychosomatic Medicine, 2000
https://www.ncbi.nlm.nih.gov/pubmed/11020091

Tomlinson, J.W., et al.
"The functional consequences of 11 β-Hydroxysteroid dehydrogenase expression in adipose tissue"
Hormone and Metabolism Research, 2002
https://www.thieme-connect.com/products/ejournals/abstract/10.1055/s-2002-38242

Stefan Koelsch, et al.
"Effects of Music Listening on Cortisol Levels and Propofol Consumption during Spinal Anesthesia"
Front Psychol. 2011
https://www.ncbi.nlm.nih.gov/pmc/articles/PMC3110826

Scholey A, et al.
"Chewing gum alleviates negative mood and reduces cortisol during acute laboratory psychological stress"
Physiol Behav. 2009 Jun 22
https://www.ncbi.nlm.nih.gov/pubmed/19268676

Akiyo Sasaki-Otomaru, et al.
"Effect of Regular Gum Chewing on Levels of Anxiety, Mood, and Fatigue in Healthy Young Adults"
Clin Pract Epidemiol Ment Health, 2011
https://www.ncbi.nlm.nih.gov/pmc/articles/PMC3158435

Stephen H. Boutcher
"High-Intensity Intermittent Exercise and Fat Loss"
J Obes. 2011
https://www.ncbi.nlm.nih.gov/pmc/articles/PMC2991639/

Brian A. Irving, et al.
"Effect of exercise training intensity on abdominal visceral fat and body composition"
Med Sci Sports Exerc. 2008 Nov
https://www.ncbi.nlm.nih.gov/pmc/articles/PMC2730190/

J. Thirthalli, et al.
"Cortisol and antidepressant effects of yoga"
Indian J Psychiatry. 2013 Jul
https://www.ncbi.nlm.nih.gov/pmc/articles/PMC3768222/

Dominik H Pesta, et al.
"A high-protein diet for reducing body fat: mechanisms and possible caveats"
Nutr Metab (Lond). 2014
https://www.ncbi.nlm.nih.gov/pmc/articles/PMC4258944/

Lejeune MP, et al.
"Ghrelin and glucagon-like peptide 1 concentrations, 24-h satiety, and energy and substrate metabolism during a high-protein diet and measured in a respiration chamber"
Am J Clin Nutr. 2006 Jan
https://www.ncbi.nlm.nih.gov/pubmed/16400055/

Batterham RL, et al.
"Critical role for peptide YY in protein-mediated satiation and body-weight regulation."
Cell Metab. 2006 Sep
https://www.ncbi.nlm.nih.gov/pubmed/16950139

Lomenick JP, et al.
"Effects of meals high in carbohydrate, protein, and fat on ghrelin and peptide YY secretion in prepubertal children"
J Clin Endocrinol Metab. 2009 Nov
https://www.ncbi.nlm.nih.gov/pubmed/19820013

Blom WA, et al.
"Effect of a high-protein breakfast on the postprandial ghrelin response"
Am J Clin Nutr. 2006 Feb
https://www.ncbi.nlm.nih.gov/pubmed/16469977

Crowder CM, et al.
"Breakfast Protein Source Does Not Influence Postprandial Appetite Response and Food Intake in Normal Weight and Overweight Young Women"
J   Nutr   Metab. 2016
https://www.ncbi.nlm.nih.gov/pubmed/26885386

Baum JI, et al.
"Breakfasts Higher in Protein Increase Postprandial Energy Expenditure, Increase Fat Oxidation, and Reduce Hunger in Overweight Children from 8 to 12 Years of Age"
J Nutr. 2015 Oct
https://www.ncbi.nlm.nih.gov/pubmed/26269241

Dougkas A, et al.
"Protein-Enriched Liquid Preloads Varying in Macronutrient Content Modulate Appetite and Appetite-Regulating Hormones in Healthy Adults"
J Nutr. 2016 Mar
https://www.ncbi.nlm.nih.gov/pubmed/26791555

Weigle DS, et al.
"A high-protein diet induces sustained reductions in appetite, ad libitum caloric intake, and body weight despite compensatory changes in diurnal plasma leptin and ghrelin concentrations"
Am J Clin Nutr. 2005 Jul
https://www.ncbi.nlm.nih.gov/pubmed/16002798

Wycherley TP, et al.
"Effects of energy-restricted high-protein, low-fat compared with standard-protein, low-fat diets: a meta-analysis of randomized controlled trials"
Am J Clin Nutr. 2012 Dec
https://www.ncbi.nlm.nih.gov/pubmed/23097268

Mettler S, et al.
"Increased protein intake reduces lean body mass loss during weight loss in athletes"
Med Sci Sports Exerc. 2010 Feb
https://www.ncbi.nlm.nih.gov/pubmed/19927027

Jung Eun Kim, et al.
"Effects of high-protein weight loss diets on fat-free mass changes in older adults: a systematic review (371.5)"
April 2014, The FASEB Journal
http://www.fasebj.org/content/28/1_Supplement/371.5

Layman DK, et al.
"Dietary protein and exercise have additive effects on body composition during weight loss in adult women"
J Nutr. 2005 Aug
https://www.ncbi.nlm.nih.gov/pubmed/16046715

Layman DK, et al.
"A reduced ratio of dietary carbohydrate to protein improves body composition and blood lipid profiles during weight loss in adult women"
J Nutr. 2003 Feb
https://www.ncbi.nlm.nih.gov/pubmed/12566476

Soenen S, et al.
"Normal protein intake is required for body weight loss and weight maintenance, and elevated protein intake for additional preservation of resting energy expenditure and fat free mass"
J Nutr. 2013 May
https://www.ncbi.nlm.nih.gov/pubmed/23446962

Stookey JD, et al.
"Drinking water is associated with weight loss in overweight dieting women independent of diet and activity"

Obesity (Silver Spring). 2008 Nov
https://www.ncbi.nlm.nih.gov/pubmed/18787524

Vij VA, et al.
"Effect of excessive water intake on body weight, body mass index, body fat, and appetite of overweight female participants"
J Nat Sci Biol Med. 2014 Jul
https://www.ncbi.nlm.nih.gov/pubmed/25097411

Vij VA, et al.
"Effect of 'water induced thermogenesis' on body weight, body mass index and body composition of overweight subjects"
J Clin Diagn Res. 2013 Sep
https://www.ncbi.nlm.nih.gov/pubmed/24179891

Dennis EA, et al.
"Water consumption increases weight loss during a hypocaloric diet intervention in middle-aged and older adults"
Obesity (Silver Spring). 2010 Feb
https://www.ncbi.nlm.nih.gov/pubmed/19661958

Jodi J. D. Stookey
"Negative, Null and Beneficial Effects of Drinking Water on Energy Intake, Energy Expenditure, Fat Oxidation and Weight Change in Randomized Trials: A Qualitative Review"
Nutrients. 2016 Jan
https://www.ncbi.nlm.nih.gov/pmc/articles/PMC4728633/

Boschmann M, et al.
"Water-induced thermogenesis"
J Clin Endocrinol Metab. 2003 Dec
https://www.ncbi.nlm.nih.gov/pubmed/14671205

Dubnov-Raz G, et al.
"Influence of water drinking on resting energy expenditure in overweight children"
Int J Obes (Lond). 2011 Oct
https://www.ncbi.nlm.nih.gov/pubmed/21750519

Boschmann M, et al.
"Water drinking induces thermogenesis through osmosensitive mechanisms"
J Clin Endocrinol Metab. 2007 Aug
https://www.ncbi.nlm.nih.gov/pubmed/17519319

Brown CM, et al.
"Water-induced thermogenesis reconsidered: the effects of osmolality and water temperature on energy expenditure after drinking"
J Clin Endocrinol Metab. 2006 Sep
https://www.ncbi.nlm.nih.gov/pubmed/16822824

Davy BM, et al.
"Water consumption reduces energy intake at a breakfast meal in obese older adults"
J Am Diet Assoc. 2008 Jul
https://www.ncbi.nlm.nih.gov/pubmed/18589036

Van Walleghen EL, et al.
"Pre-meal water consumption reduces meal energy intake in older but not younger subjects"
Obesity (Silver Spring). 2007 Jan
https://www.ncbi.nlm.nih.gov/pubmed/17228036

Daniels MC, et al.
"Impact of water intake on energy intake and weight status: a systematic review"
Nutr Rev. 2010 Sep
https://www.ncbi.nlm.nih.gov/pubmed/20796216

Hazell TJ, et al.
"Two minutes of sprint-interval exercise elicits 24-hr oxygen consumption similar to that of 30 min of continuous endurance exercise"
Int J Sport Nutr Exerc Metab. 2012 Aug
https://www.ncbi.nlm.nih.gov/pubmed/22710610

Burns SF, et al.
"Effect of sprint interval exercise on postexercise metabolism and blood pressure in adolescents"
Int J Sport Nutr Exerc Metab. 2012 Feb
https://www.ncbi.nlm.nih.gov/pubmed/22248500

Chan HH, et al.
"Oxygen consumption, substrate oxidation, and blood pressure following sprint interval exercise"
Appl Physiol Nutr Metab. 2013 Feb
https://www.ncbi.nlm.nih.gov/pubmed/23438230

Paoli A, et al.
"High-Intensity Interval Resistance Training (HIRT) influences resting energy expenditure and respiratory ratio in non-dieting individuals"
J Transl Med. 2012 Nov
https://www.ncbi.nlm.nih.gov/pubmed/23176325

Wingfield HL, et al.
"The acute effect of exercise modality and nutrition manipulations on post-exercise resting energy expenditure and respiratory exchange ratio in women: a randomized trial"
Sports Med Open. 2015 Jun
https://www.ncbi.nlm.nih.gov/pubmed/26213682

Boutcher SH
"High-intensity intermittent exercise and fat loss"
J Obes. 2011
https://www.ncbi.nlm.nih.gov/pubmed/21113312

Tremblay A, et al.
"Impact of exercise intensity on body fatness and skeletal muscle metabolism"
Metabolism. 1994 Jul
https://www.ncbi.nlm.nih.gov/pubmed/8028502

Heydari M, et al.
"The effect of high-intensity intermittent exercise on body composition of overweight young males"

J Obes. 2012;2012
https://www.ncbi.nlm.nih.gov/pubmed/22720138

Zurlo F, et al.
"Whole-body energy metabolism and skeletal muscle biochemical characteristics"
Metabolism. 1994 Apr
https://www.ncbi.nlm.nih.gov/pubmed/8159108

Müller MJ, et al.
"Functional body composition: insights into the regulation of energy metabolism and some clinical applications"
Eur J Clin Nutr. 2009 Sep
https://www.ncbi.nlm.nih.gov/pubmed/19623201

Heymsfield SB, et al.
"Body-size dependence of resting energy expenditure can be attributed to nonenergetic homogeneity of fat-free mass"
Am J Physiol Endocrinol Metab. 2002 Jan
https://www.ncbi.nlm.nih.gov/pubmed/11739093

Zurlo F, et al.
"Skeletal muscle metabolism is a major determinant of resting energy expenditure"
J Clin Invest. 1990 Nov
https://www.ncbi.nlm.nih.gov/pubmed/2243122

Vermorel M, et al.

"Contributing factors and variability of energy expenditure in non-obese, obese, and post-obese adolescents"
Reprod Nutr Dev. 2005 Mar-Apr
https://www.ncbi.nlm.nih.gov/pubmed/15952420

Willis LH, et al.
"Effects of aerobic and/or resistance training on body mass and fat mass in overweight or obese adults"
J Appl Physiol (1985). 2012 Dec 15
https://www.ncbi.nlm.nih.gov/pubmed/23019316

Schwingshackl L, et al.
"Impact of different training modalities on anthropometric and metabolic characteristics in overweight/obese subjects: a systematic review and network meta-analysis"
PLoS One. 2013 Dec
https://www.ncbi.nlm.nih.gov/pubmed/24358230

Westcott WL, et al.
"Resistance training is medicine: effects of strength training on health"
Curr Sports Med Rep. 2012 Jul-Aug
https://www.ncbi.nlm.nih.gov/pubmed/22777332

Ho SS, et al.
"The effect of 12 weeks of aerobic, resistance or combination exercise training on cardiovascular risk factors in the overweight and obese in a randomized trial"
BMC Public Health. 2012 Aug
https://www.ncbi.nlm.nih.gov/pubmed/23006411

Hunter GR, et al.
"Resistance training conserves fat-free mass and resting energy expenditure following weight loss"
Obesity (Silver Spring). 2008 May
https://www.ncbi.nlm.nih.gov/pubmed/18356845

Diepvens K, et al.
"Obesity and thermogenesis related to the consumption of caffeine, ephedrine, capsaicin, and green tea"
Am J Physiol Regul Integr Comp Physiol. 2007 Jan
https://www.ncbi.nlm.nih.gov/pubmed/16840650

Bérubé-Parent S, et al.
"Effects of encapsulated green tea and Guarana extracts containing a mixture of epigallocatechin-3-gallate and caffeine on 24 h energy expenditure and fat oxidation in men" *Br J Nutr. 2005 Sep*
https://www.ncbi.nlm.nih.gov/pubmed/16176615

Hursel R, et al.
"Thermogenic ingredients and body weight regulation"
Int J Obes (Lond). 2010 Apr
https://www.ncbi.nlm.nih.gov/pubmed/20142827

Venables MC, et al.
"Green tea extract ingestion, fat oxidation, and glucose tolerance in healthy humans"
Am J Clin Nutr. 2008 Mar
https://www.ncbi.nlm.nih.gov/pubmed/18326618

Rachel R. Markwald, et al.
"Impact of insufficient sleep on total daily energy expenditure, food intake, and weight gain"
Proc Natl Acad Sci U S A. 2013 Apr
https://www.ncbi.nlm.nih.gov/pmc/articles/PMC3619301/

Cappuccio FP, et al.
"Meta-analysis of short sleep duration and obesity in children and adults"
Sleep. 2008 May
https://www.ncbi.nlm.nih.gov/pubmed/18517032

Sunil Sharma, et al.
"Sleep and Metabolism: An Overview"
Int J Endocrinol. 2010
https://www.ncbi.nlm.nih.gov/pmc/articles/PMC2929498/

Spiegel K, et al.
"Leptin levels are dependent on sleep duration: relationships with sympathovagal balance, carbohydrate regulation, cortisol, and thyrotropin"
J Clin Endocrinol Metab. 2004 Nov
https://www.ncbi.nlm.nih.gov/pubmed/15531540/

Shahrad Taheri, et al.
"Short Sleep Duration Is Associated with Reduced Leptin, Elevated Ghrelin, and Increased Body Mass Index"
PLoS Med. 2004 Dec

https://www.ncbi.nlm.nih.gov/pmc/articles/PMC535701/

Kristen L. Knutson, et al.
"The Metabolic Consequences of Sleep Deprivation"
Sleep Med Rev. 2007 Jun
https://www.ncbi.nlm.nih.gov/pmc/articles/PMC1991337/

Britt Burton-Freeman
"Dietary Fiber and Energy Regulation"
The Journal of Nutrition, Feb-2000
http://jn.nutrition.org/content/130/2/272S.full

Dikeman CL, et al.
"Viscosity as related to dietary fiber: a review"
Crit Rev Food Sci Nutr. 2006
https://www.ncbi.nlm.nih.gov/pubmed/17092830

Baer DJ, et al.
"Dietary fiber decreases the metabolizable energy content
and nutrient digestibility of mixed diets fed to humans"
J   Nutr. 1997   Apr
https://www.ncbi.nlm.nih.gov/pubmed/9109608

Kristen G. Hairston, et al.
"Lifestyle Factors and 5-Year Abdominal Fat Accumulation in
a Minority Cohort: The IRAS Family Study"
Obesity (Silver Spring). 2012 Feb
https://www.ncbi.nlm.nih.gov/pmc/articles/PMC3856431/

Mozaffarian D, et al.
"Dietary intake of trans fatty acids and systemic inflammation in women"
Am J Clin Nutr. 2004 Apr
https://www.ncbi.nlm.nih.gov/pubmed/15051604

Oh K, et al.
"Dietary fat intake and risk of coronary heart disease in women: 20 years of follow-up of the nurses' health study"
Am J Epidemiol. 2005 Apr
https://www.ncbi.nlm.nih.gov/pubmed/15781956

Dorfman SE, et al.
"Metabolic implications of dietary trans-fatty acids"
Obesity (Silver Spring). 2009 Jun
https://www.ncbi.nlm.nih.gov/pubmed/19584878

Kavanagh K, et al.
"Trans fat diet induces abdominal obesity and changes in insulin sensitivity in monkeys"
Obesity (Silver Spring). 2007 Jul
https://www.ncbi.nlm.nih.gov/pubmed/17636085

Schröder H, et al.
"Relationship of abdominal obesity with alcohol consumption at population scale"
Eur J Nutr. 2007 Oct
https://www.ncbi.nlm.nih.gov/pubmed/17885722

Dorn JM, et al.
"Alcohol drinking patterns differentially affect central adiposity as measured by abdominal height in women and men"
J Nutr. 2003 Aug

https://www.ncbi.nlm.nih.gov/pubmed/12888654

Batterham RL, et al.
"Critical role for peptide YY in protein-mediated satiation and body-weight regulation"
Cell Metab. 2006 Sep
https://www.ncbi.nlm.nih.gov/pubmed/16950139

Halton TL, et al.
"The effects of high protein diets on thermogenesis, satiety and weight loss: a critical review"
J Am Coll Nutr. 2004 Oct
https://www.ncbi.nlm.nih.gov/pubmed/15466943

Stijn Soenen, et al.
"Normal Protein Intake Is Required for Body Weight Loss and Weight Maintenance, and Elevated Protein Intake for Additional Preservation of Resting Energy Expenditure and Fat Free Mass"
Tha Journal of Nutritino, February 27, 2013
http://jn.nutrition.org/content/143/5/591.long#aff-1

Loenneke JP, et al.
"Quality protein intake is inversely related with abdominal fat"
Nutr Metab (Lond). 2012 Jan
https://www.ncbi.nlm.nih.gov/pubmed/22284338

Merchant AT, et al.
"Protein intake is inversely associated with abdominal obesity in a multi-ethnic population"
J Nutr. 2005 May
https://www.ncbi.nlm.nih.gov/pubmed/15867303

Halkjaer J, et al.
"Intake of macronutrients as predictors of 5-y changes in waist circumference"
Am J Clin Nutr. 2006 Oct
https://www.ncbi.nlm.nih.gov/pubmed/17023705/

Dallman MF, et al.
"Minireview: glucocorticoids--food intake, abdominal obesity, and wealthy nations in 2004"
Endocrinology. 2004 Jun
https://www.ncbi.nlm.nih.gov/pubmed/15044359

Warne JP
"Shaping the stress response: interplay of palatable food choices, glucocorticoids, insulin and abdominal obesity"
Mol Cell Endocrinol. 2009 Mar
https://www.ncbi.nlm.nih.gov/pubmed/18984030

Moyer AE. et al.
"Stress-induced cortisol response and fat distribution in women"
Obes Res. 1994 May
https://www.ncbi.nlm.nih.gov/pubmed/16353426

Rippe JM, et al.
"Fructose-containing sugars and cardiovascular disease"
Adv Nutr. 2015 Jul 15
https://www.ncbi.nlm.nih.gov/pubmed/26178027

DiNicolantonio JJ, et al.
"Added fructose: a principal driver of type 2 diabetes mellitus and its consequences"
Mayo   Clin   Proc. 2015   Mar
https://www.ncbi.nlm.nih.gov/pubmed/25639270

Softic S, et al.
"Role of Dietary Fructose and Hepatic De Novo Lipogenesis in Fatty Liver Disease"
Dig Dis Sci. 2016 May
https://www.ncbi.nlm.nih.gov/pubmed/26856717

Kimber L. Stanhope, et al.
"Fructose Consumption: Considerations for Future Research on Its Effects on Adipose Distribution, Lipid Metabolism, and Insulin Sensitivity in Human"

J Nutr. 2009 Jun
https://www.ncbi.nlm.nih.gov/pmc/articles/PMC3151025/

Pollock NK, et al.
"Greater fructose consumption is associated with cardiometabolic risk markers and visceral adiposity in adolescents"
J Nutr. 2012 Feb
https://www.ncbi.nlm.nih.gov/pubmed/22190023

Ohkawara K, et al.
"A dose-response relation between aerobic exercise and visceral fat reduction: systematic review of clinical trials"
Int J Obes (Lond). 2007 Dec
https://www.ncbi.nlm.nih.gov/pubmed/17637702

Keating SE, et al.
"Effect of aerobic exercise training dose on liver fat and visceral adiposity"
J Hepatol. 2015 Jul
https://www.ncbi.nlm.nih.gov/pubmed/25863524

Nicklas BJ, et al.
"Effect of exercise intensity on abdominal fat loss during calorie restriction in overweight and obese postmenopausal women: a randomized, controlled trial"
Am J Clin Nutr. 2009 Apr
https://www.ncbi.nlm.nih.gov/pubmed/19211823

Friedenreich CM, et al.
"Effects of a High vs Moderate Volume of Aerobic Exercise on Adiposity Outcomes in Postmenopausal Women: A Randomized Clinical Trial"
JAMA Oncol. 2015 Sep
https://www.ncbi.nlm.nih.gov/pubmed/26181634

JS Volek, et al.
"Comparison of energy-restricted very low-carbohydrate and low-fat diets on weight loss and body composition in overweight men and women"
Nutr Metab (Lond). 2004
https://www.ncbi.nlm.nih.gov/pmc/articles/PMC538279/

Gower BA, et al.
"A lower-carbohydrate, higher-fat diet reduces abdominal and intermuscular fat and increases insulin sensitivity in adults at risk of type 2 diabetes"
J Nutr. 2015 Jan
https://www.ncbi.nlm.nih.gov/pubmed/25527677

Goss AM, et al.
"Effects of a eucaloric reduced-carbohydrate diet on body composition and fat distribution in women with PCOS"
Metabolism. 2014 Oct
https://www.ncbi.nlm.nih.gov/pubmed/25125349

López-Alarcón M, et al.
"Excessive refined carbohydrates and scarce micronutrients intakes increase inflammatory mediators and insulin

resistance in prepubertal and pubertal obese children independently of obesity"
Mediators Inflamm. 2014
https://www.ncbi.nlm.nih.gov/pubmed/25477716

Spreadbury I
"Comparison with ancestral diets suggests dense acellular carbohydrates promote an inflammatory microbiota, and may be the primary dietary cause of leptin resistance and obesity"
Diabetes Metab Syndr Obes. 2012
https://www.ncbi.nlm.nih.gov/pubmed/22826636

McKeown NM, et al.
"Whole- and refined-grain intakes are differentially associated with abdominal visceral and subcutaneous adiposity in healthy adults: the Framingham Heart Study"
Am J Clin Nutr. 2010 Nov
https://www.ncbi.nlm.nih.gov/pubmed/20881074

Dulloo AG, et al.
"Twenty-four-hour energy expenditure and urinary catecholamines of humans consuming low-to-moderate amounts of medium-chain triglycerides: a dose-response study in a human respiratory chamber"
Eur J Clin Nutr. 1996 Mar
https://www.ncbi.nlm.nih.gov/pubmed/8654328

Geliebter A, et al.

"Overfeeding with medium-chain triglyceride diet results in diminished deposition of fat"
Am J Clin Nutr. 1983 Jan
https://www.ncbi.nlm.nih.gov/pubmed/6849272

Assunção ML, et al.
"Effects of dietary coconut oil on the biochemical and anthropometric profiles of women presenting abdominal obesity"
Lipids. 2009 Jul
https://www.ncbi.nlm.nih.gov/pubmed/19437058

Liau KM, et al.
"An open-label pilot study to assess the efficacy and safety of virgin coconut oil in reducing visceral adiposity"
ISRN Pharmacol. 2011
https://www.ncbi.nlm.nih.gov/pubmed/22164340

Schwarz JM, et al.
"Effect of a High-Fructose Weight-Maintaining Diet on Lipogenesis and Liver Fat"
J Clin Endocrinol Metab. 2015 Jun
https://www.ncbi.nlm.nih.gov/pubmed/25825943

Stanhope KL, et al.
"Consuming fructose-sweetened, not glucose-sweetened, beverages increases visceral adiposity and lipids and decreases insulin sensitivity in overweight/obese humans"

J Clin Invest. 2009 May
https://www.ncbi.nlm.nih.gov/pubmed/19381015

Cox CL, et al.
"Consumption of fructose-sweetened beverages for 10 weeks reduces net fat oxidation and energy expenditure in overweight/obese men and women"
Eur J Clin Nutr. 2012 Feb
https://www.ncbi.nlm.nih.gov/pubmed/21952692

Mattes RD, et al.
"Effects of food form and timing of ingestion on appetite and energy intake in lean young adults and in young adults with obesity"
J Am Diet Assoc. 2009 Mar
https://www.ncbi.nlm.nih.gov/pubmed/19248858

DiMeglio DP, et al.
"Liquid versus solid carbohydrate: effects on food intake and body weight"
Int J Obes Relat Metab Disord. 2000 Jun
https://www.ncbi.nlm.nih.gov/pubmed/10878689

López-García E, et al.
"Sleep duration, general and abdominal obesity, and weight change among the older adult population of Spain"
Am J Clin Nutr. 2008 Feb
https://www.ncbi.nlm.nih.gov/pubmed/18258619

Guglielmo Beccuti, et al.
"Sleep and obesity"
Curr Opin Clin Nutr Metab Care. 2011 Jul
https://www.ncbi.nlm.nih.gov/pmc/articles/PMC3632337/

Patel SR, et al.
"Association between reduced sleep and weight gain in women"
Am J Epidemiol. 2006 Nov 15
https://www.ncbi.nlm.nih.gov/pubmed/16914506

Vgontzas AN, et al.
"Sleep apnea and daytime sleepiness and fatigue: relation to visceral obesity, insulin resistance, and hypercytokinemia"
J Clin Endocrinol Metab. 2000 Mar
https://www.ncbi.nlm.nih.gov/pubmed/10720054

Yoshimura E, et al.
"Lifestyle intervention involving calorie restriction with or without aerobic exercise training improves liver fat in adults with visceral adiposity"
J Obes. 2014
https://www.ncbi.nlm.nih.gov/pubmed/24864199

Hollis JF, et al.
"Weight loss during the intensive intervention phase of the weight-loss maintenance trial"
Am J Prev Med. 2008 Aug
https://www.ncbi.nlm.nih.gov/pubmed/18617080

Spring B, et al.
"Integrating technology into standard weight loss treatment: a randomized controlled trial"
JAMA Intern Med. 2013 Jan
https://www.ncbi.nlm.nih.gov/pubmed/23229890

Zivkovic AM, et al.
"Dietary omega-3 fatty acids aid in the modulation of inflammation and metabolic health"
Calif Agric (Berkeley). 2011 Jul
https://www.ncbi.nlm.nih.gov/pubmed/24860193

Jung UJ, et al.
"n-3 Fatty acids and cardiovascular disease: mechanisms underlying beneficial effects"
Am J Clin Nutr. 2008 Jun
https://www.ncbi.nlm.nih.gov/pubmed/18541602

Noreen EE, et al.
"Effects of supplemental fish oil on resting metabolic rate, body composition, and salivary cortisol in healthy adults"
J Int Soc Sports Nutr. 2010 Oct 8
https://www.ncbi.nlm.nih.gov/pubmed/20932294

Argo CK, et al.
"Effects of n-3 fish oil on metabolic and histological parameters in NASH: a double-blind, randomized, placebo-controlled trial"
J Hepatol. 2015 Jan
https://www.ncbi.nlm.nih.gov/pubmed/25195547

Pacifico L, et al.
"A double-blind, placebo-controlled randomized trial to evaluate the efficacy of docosahexaenoic acid supplementation on hepatic fat and associated cardiovascular risk factors in overweight children with nonalcoholic fatty liver disease"
Nutr Metab Cardiovasc Dis. 2015 Aug
https://www.ncbi.nlm.nih.gov/pubmed/26026214

A G Dulloo, et al.

"Normal caffeine consumption: influence on thermogenesis and daily energy expenditure in lean and postobese human volunteers"
Am J Clin Nutr January 1989
http://ajcn.nutrition.org/content/49/1/44.abstract

Afzal M, et al.
"Green tea polyphenols and their potential role in health and disease"
Inflammopharmacology. 2015 Aug
https://www.ncbi.nlm.nih.gov/pubmed/26164000

Kevin C. Maki, et al.
"Green Tea Catechin Consumption Enhances Exercise-Induced Abdominal Fat Loss in Overweight and Obese Adults"
J. Nutr. February 2009
http://jn.nutrition.org/content/139/2/264.full

YingZhang, et al.
"Effects of catechin-enriched green tea beverage on visceral fat loss in adults with a high proportion of visceral fat: A double-blind, placebo-controlled, randomized trial"
Journal of Functional Foods, January *2012*
http://www.sciencedirect.com/science/article/pii/S1756464611001162

Tomonori Nagao, et al.
"A Green Tea Extract High in Catechins Reduces Body Fat and Cardiovascular Risks in Humans"
Obesity – A Research Journal, June 2007

http://onlinelibrary.wiley.com/doi/10.1038/oby.2007.176/full

Ahmad MK. et al.
"Withania somnifera improves semen quality by regulating reproductive hormone levels and oxidative stress in seminal plasma of infertile males"
Fertil Steril. 2010 Aug
https://www.ncbi.nlm.nih.gov/pubmed/19501822

Abbas Ali Mahdi. et al.
"Withania somnifera Improves Semen Quality in Stress-Related Male Fertility"
Creative Commons Attribution License. 2011
https://www.hindawi.com/journals/ecam/2011/576962/

Chandrasekhar K. et al.
"A prospective, randomized double-blind, placebo-controlled study of safety and efficacy of a high-concentration full-spectrum extract of ashwagandha root in reducing stress and anxiety in adults"
Indian J Psychol Med. 2012 Jul
https://www.ncbi.nlm.nih.gov/pubmed/23439798

Cash E. et al.
"Mindfulness meditation alleviates fibromyalgia symptoms in women: results of a randomized clinical trial"
Ann Behav Med. 2015 Jun
https://www.ncbi.nlm.nih.gov/pubmed/25425224

Turan B. et al.
"Anticipatory sensitization to repeated stressors: the role of initial cortisol reactivity and meditation/emotion skills training"
Psychoneuroendocrinology. 2015 Feb
https://www.ncbi.nlm.nih.gov/pubmed/25497480

Ray IB. et al.
"Meditation and coronary heart disease: a review of the current clinical evidence"
Ochsner J. 2014 Winter
https://www.ncbi.nlm.nih.gov/pubmed/25598736

Buttle H
"Measuring a Journey without Goal: Meditation, Spirituality, and Physiology"
Biomed Res Int. 2015
https://www.ncbi.nlm.nih.gov/pubmed/26137495

Lau WK, et al.
"Can the neural-cortisol association be moderated by experience-induced changes in awareness?"
Sci Rep. 2015 Nov 18
https://www.ncbi.nlm.nih.gov/pubmed/26577539

Turakitwanakan W. et al.
"Effects of mindfulness meditation on serum cortisol of medical students"

J Med Assoc Thai. 2013 Jan
https://www.ncbi.nlm.nih.gov/pubmed/23724462

Ngô TL
"Review of the effects of mindfulness meditation on mental and physical health and its mechanisms of action"
Sante Ment Que. 2013 Autumn
https://www.ncbi.nlm.nih.gov/pubmed/24719001

Scholey A. et al.
"Chewing gum alleviates negative mood and reduces cortisol during acute laboratory psychological stress"
Physiol Behav. / Elsevier Ltd. 2009 Jun
https://www.ncbi.nlm.nih.gov/pubmed/19268676

Dana R. Carney. et al.
"Power Posing: Brief Nonverbal Displays Affect Neuroendocrine Levels and Risk Tolerance"
Psychological Science OnlineFirst. 21 Sep 2010
http://www.people.hbs.edu/acuddy/in%20press,%20carney,%20cuddy,%20&%20yap,%20psych%20science.pdf

Travison TG. et al.
"A population-level decline in serum testosterone levels in American men"
J Clin Endocrinol Metab. 2007 Jan
https://www.ncbi.nlm.nih.gov/pubmed/17062768

Aydogan U. et al.

"Increased frequency of anxiety, depression, quality of life and sexual life in young hypogonadotropic hypogonadal males and impacts of testosterone replacement therapy on these conditions"
Endocr J., 2012 Aug 31
https://www.ncbi.nlm.nih.gov/pubmed/22972022

Dorien Enter. et al.
"Single dose testosterone administration alleviates gaze avoidance in women with Social Anxiety Disorder"
Elsevier, 2015
http://www.sciencedirect.com/science/article/pii/S0306645
3015009117

David Terburg (PhD). et al.
"Testosterone abolishes implicit subordination in social anxiety"
Elsevier, 2016
http://www.sciencedirect.com/science/article/pii/S0306645
3016304292

Erno Jan Hermans. et al.
"Testosterone administration reduces empathetic behavior: A facial mimicry study"
Erno Jan Hermans. Elsevier, 2006
http://www.sciencedirect.com/science/article/pii/S0306645
3006000734

Debra A. Nowak. et al.

"The Effect of Flaxseed Supplementation on Hormonal Levels Associated with Polycystic Ovarian Syndrome: A Case Study"
Curr Top Nutraceutical Res. 2007
https://www.ncbi.nlm.nih.gov/pmc/articles/PMC2752973/

Penttinen-Damdimopoulou PE. et al.
"Dietary sources of lignans and isoflavones modulate responses to estradiol in estrogen reporter mice"
Mol Nutr Food Res. *2009* Aug
https://www.ncbi.nlm.nih.gov/pubmed/19603405

Evans BA. et al.
"Inhibition of 5 alpha-reductase in genital skin fibroblasts and prostate tissue by dietary lignans and isoflavonoids"
J Endocrinol. 1995 Nov
https://www.ncbi.nlm.nih.gov/pubmed/7490559

Akdogan M. et al.
"Effects of peppermint teas on plasma testosterone, follicle-stimulating hormone, and luteinizing hormone levels and testicular tissue in rats"
Urology. 2004 Aug
https://www.ncbi.nlm.nih.gov/pubmed/15302514

Akdoğan M. et al.
"Effect of spearmint (Mentha spicata Labiatae) teas on androgen levels in women with hirsutism"
Phytother Res. 2007 May

https://www.ncbi.nlm.nih.gov/pubmed/17310494

Cinar V. et al.
"Effects of magnesium supplementation on testosterone levels of athletes and sedentary subjects at rest and after exhaustion"
Biol Trace Elem Res. 2011 Apr
https://www.ncbi.nlm.nih.gov/pubmed/20352370

Maggio M. et al.
"Magnesium and anabolic hormones in older men"
Int J Androl. 2011 Dec
https://www.ncbi.nlm.nih.gov/pubmed/21675994

L. Excoffon. et al.
"Magnesium effect on testosterone–SHBG association studied by a novel molecular chromatography approach"
Elsevier B.V. 2008
http://www.sciencedirect.com/science/article/pii/S073170
8508005955

S Kalgaonkar. et al.
"Differential effects of walnuts vs almonds on improving metabolic and endocrine parameters in PCOS"
European Journal of Clinical Nutrition. 2011
http://www.nature.com/ejcn/journal/v65/n3/full/ejcn2010
266a.html

Shin EC. et al.
"Commercial peanut (Arachis hypogaea L.) cultivars in the United States: phytosterol composition"

J Agric Food Chem. 2010 Aug 25
https://www.ncbi.nlm.nih.gov/pubmed/20677801

Naghii MR. et al.
"Comparative effects of daily and weekly boron supplementation on plasma steroid hormones and proinflammatory cytokines"
J Trace Elem Med Biol. 2011 Jan
https://www.ncbi.nlm.nih.gov/pubmed/21129941

Ferrando AA. et al.
"The effect of boron supplementation on lean body mass, plasma testosterone levels, and strength in male bodybuilders"
Int J Sport Nutr. 1993 Jun
https://www.ncbi.nlm.nih.gov/pubmed/8508192

Goh VH. et al.
"Sleep, sex steroid hormones, sexual activities, and aging in Asian men"
J Androl. 2010 Mar-Apr
https://www.ncbi.nlm.nih.gov/pubmed/19684340

Penev PD
"Association between sleep and morning testosterone levels in older men"
Sleep. 2007 Apr
https://www.ncbi.nlm.nih.gov/pubmed/17520786

Al-Khlaiwi T. et al.
"Association of mobile phone radiation with fatigue, headache, dizziness, tension and sleep disturbance in Saudi population"
Saudi Med J. 2004 Jun
https://www.ncbi.nlm.nih.gov/pubmed/15195201

Rahimi R. et al.
"Effects of very short rest periods on hormonal responses to resistance exercise in men"
J Strength Cond Res. 2010 Jul
https://www.ncbi.nlm.nih.gov/pubmed/20555276

Rogerson S. et al.
"The effect of five weeks of Tribulus terrestris supplementation on muscle strength and body composition during preseason training in elite rugby league players"
J Strength Cond Res. 2007 May
https://www.ncbi.nlm.nih.gov/pubmed/17530942

Brown GA. et al.
"Effects of anabolic precursors on serum testosterone concentrations and adaptations to resistance training in young men"
Int J Sport Nutr Exerc Metab. 2000 Sep
https://www.ncbi.nlm.nih.gov/pubmed/10997957

Geoffrey L Hammond. et al.

"Structure/function analyses of human sex hormone-binding globulin: effects of zinc on steroid-binding specificity"
Elsevier Science Ltd. 2003
http://www.sciencedirect.com/science/article/pii/S096007600300195X

Kilic M. et al.
"The effect of exhaustion exercise on thyroid hormones and testosterone levels of elite athletes receiving oral zinc"
Neuro Endocrinol Lett. 2006 Feb-Apr
https://www.ncbi.nlm.nih.gov/pubmed/16648789

Välimäki MJ. et al.
"Sex hormones and adrenocortical steroids in men acutely intoxicated with ethanol"
Alcohol. 1984 Jan-Feb
https://www.ncbi.nlm.nih.gov/pubmed/6443186

Purohit V
"Can alcohol promote aromatization of androgens to estrogens? A review"
Alcohol. 2000 Nov
https://www.ncbi.nlm.nih.gov/pubmed/11163119

Milligan SR. et al.
"The endocrine activities of 8-prenylnaringenin and related hop (Humulus lupulus L.) flavonoids"
J Clin Endocrinol Metab. 2000 Dec
https://www.ncbi.nlm.nih.gov/pubmed/11134162

Thaler MA. et al.
"The biomarker sex hormone-binding globulin - from established applications to emerging trends in clinical medicine"
Best Pract Res Clin Endocrinol Metab. 2015 Oct
https://www.ncbi.nlm.nih.gov/pubmed/26522459

Widenius TV
"Ethanol-induced inhibition of testosterone biosynthesis in vitro: lack of acetaldehyde effect"
Alcohol Alcohol. 1987
https://www.ncbi.nlm.nih.gov/pubmed/3593480

Jeff S. Volek. et al.
"Testosterone and cortisol in relationship to dietary nutrients and resistance exercise"
Journal of Applied Physiology. 1 January 1997
http://jap.physiology.org/content/82/1/49

Paton CD. et al.
"Caffeinated chewing gum increases repeated sprint performance and augments increases in testosterone in competitive cyclists"
Eur J Appl Physiol. 2010 Dec
https://www.ncbi.nlm.nih.gov/pubmed/20737165

Impressum – Verlag

Emre Arici
Eichenweg 22
24161 Altenholz

Telefon: +34 602318473
E-Mail: info@manstype.com

Autor: Mario Fried